著名保健医

教你防癌治癌 颐养天年

刘晓鸿 编著

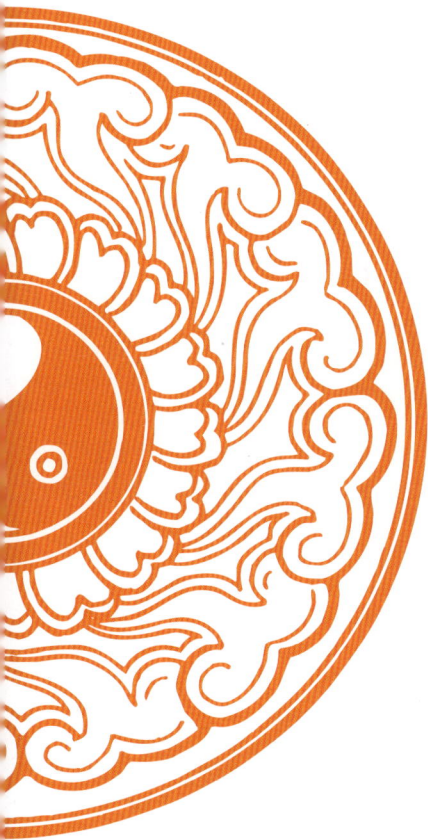

中国中医药出版社

·北 京·

图书在版编目（CIP）数据

著名保健医教你防癌治癌颐养天年/刘晓鸿编著 . —
北京：中国中医药出版社，2022.6
ISBN 978 – 7 – 5132 – 7562 – 0

Ⅰ . ①著… 　Ⅱ . ①刘… 　Ⅲ . ①癌 – 中医治疗法 　Ⅳ .
①R273

中国版本图书馆 CIP 数据核字（2022）第 067183 号

中国中医药出版社出版

北京经济技术开发区科创十三街 31 号院二区 8 号楼
邮政编码　100176
传真　010 – 64405721
河北省武强县画业有限责任公司印刷
各地新华书店经销

开本 710 × 1000　1/16　印张 15.75　彩插 0.5　字数 218 千字
2022 年 6 月第 1 版　2022 年 6 月第 1 次印刷
书号　ISBN 978 – 7 – 5132 – 7562 – 0

定价　68.00 元
网址　www. cptcm. com

服 务 热 线　010 – 64405510
购 书 热 线　010 – 89535836
维 权 打 假　010 – 64405753

微信服务号　zgzyycbs
微商城网址　https：//kdt. im/LIdUGr
官 方 微 博　http：//e. weibo. com/cptcm
天猫旗舰店网址　https：//zgzyycbs. tmall. com

　　刘晓鸿，医学博士，特聘教授。5岁起习武行功，自幼秉承家传，师从国医大师（张学文、唐祖宣、李业甫），长期担任领导保健工作，从事中医临床近30年。擅长治疗慢性胃炎、慢性结肠炎、慢性肝炎及肝硬化、高血压、糖尿病、风湿骨痛，以及妇女月经不调、更年期综合征等妇科杂症，享有良好的社会声誉。

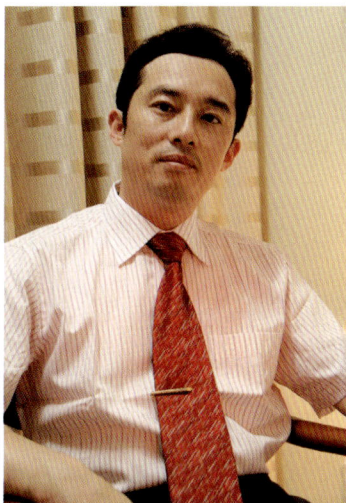

　　刘晓鸿尤其擅长治疗肿瘤，他运用中医创新思维，提出了癌症治疗的新思路——"平衡理论"，在治疗肺癌、胃癌、肝癌、结肠癌、鼻咽癌、乳腺癌等恶性肿瘤上，使用中药抗癌方剂进行全身调理，全面遏制肿瘤生长，防止癌细胞扩散，改善患者生活质量，延长患者生命。

　　刘晓鸿先后主编出版了《著名保健医·教你疗小疾养天年》《居家养生保健指南》《健身体操五禽戏》《中药入门歌诀》《临床常用中成药歌诀》等中医、养生保健丛书10余本，并担任国际高等中医院校系列教材《中医养生学》《推拿基础学》《推拿治疗学》中英文版的主编。

　　刘晓鸿除了担任保健医生外，还十分热心社会公益事业，自担任刘少雄博爱基金会执行会长一职以来，致力于扶贫助学、抗洪赈灾、建桥修路，为社会公益事业做出了贡献，曾荣获"2010中华儿女年度特别推荐人物"荣誉称号。

　　癌症可防可治，从"谈癌色变"到"与癌共存"，癌症正由往日的"来势汹汹"，逐渐成为一种可以控制的常见病和慢性病。从癌症的治疗来看，早在1981年，世界卫生组织（WHO）就提出癌症作为一种慢性病，1/3可以预防，1/3可以通过早发现、早诊断、早治疗达到治愈，1/3虽然不能治愈，但通过适当治疗可以控制并获得较好的生活质量，延长生存期。

　　如何预防癌症，与癌症共处，是人们需要重新思考的问题。正如吴孟超院士所讲："切除肿瘤并非完全康复的标准，身体达到平衡和谐的状态才是真正的康复，促癌和抑癌基因同时在人体内存在，就看谁更强大。"或许，在不久的以后，癌症治疗成功的标准，不再是肿瘤组织的缩小或消失，而是癌症患者生存期的延长和生存质量的提高。

　　晓鸿弟子在治疗癌症的临床实践中，运用其治疗癌症的新理论——"平衡理论"，一边使用中草药治疗，一边传授癌症患者自我锻炼的方法，取得了良好的疗效。在此书中，晓鸿提出了防癌治癌的新思路，并结合自己从小练武行功的心得，为各种癌症患者设计了一套自我锻炼的功法，不仅可以提高癌症患者的免疫力，增强体质，而且可以减轻患者的痛苦，改善癌症患者生活质量。

希望晓鸿弟子此书能给大家在防癌治癌之路上带来新的启迪。愿晓鸿在使用中医中药防癌治癌方面，走出一条更加璀璨的光明大道！

国医大师：唐祖宣

2021 年 10 月 28 日

世界卫生组织国际癌症研究机构（IARC）关于2020全球癌症的最新数据显示，2020年全球新发癌症患者约19万例。肺癌、前列腺癌和结直肠癌在男性癌症患者中最多见；乳腺癌、结直肠癌和肺癌是女性癌症患者中最主要的癌症，其中，女性的乳腺癌发病率首次超过肺癌发病率，乳腺癌成为女性最常见的癌症。肺癌仍是导致癌症死亡的首要原因，约有1796144人死于肺癌，占总体癌症死亡人数的18.0%，其次是结直肠癌（9.4%）、肝癌（8.3%）、胃癌（7.7%）和女性乳腺癌（6.9%）。中国是世界第一人口大国，中国新发癌症人数也位居全球185个国家中的第一。

中医治疗癌症有着悠久的历史，在众多的中医典籍中都有记载。目前癌症的治疗手段越来越多，但治愈率仍然较低，且放、化疗毒副作用大，易产生肿瘤耐药性。而中医药防治癌症具有独特的理论体系和辨证论治诊疗方法，在癌症防治中已显示出了特色优势和突出疗效。

本书作者刘晓鸿系本人弟子，1988年在安徽中医学院（现安徽中医药大学）上学期间，跟随我系统学习了中医基础知识及推拿针灸技能。晓鸿弟子学习认真，刻苦钻研，加上其自幼习武行功，功力深厚，大学毕业后不断向众多名老中医潜心求学，在近30年的临床实践和担任领导人的保健工作中，形成了一整套独特的"未病先防""治未病"的治疗理论体系和养生保健方法，临床上对中医治疗癌症提出了新思路——"平衡理论"，使用抗癌中草药对患者进行全身调理，有效控制癌细胞的生长扩散，改善患者的生活质量，延长患者的生命。

在此，祝愿晓鸿弟子此著作能在加快构建具有中医药特色的肿瘤预防体系、加强对中医药防治癌症的理念和应用的科普宣传上起到抛砖引玉之效。

国医大师：李士帝

2021年9月9日

随着时代的发展，"癌症"已经成为人们生活中躲不开的词。"十个癌症九个埋，还有一个不是癌。""谈癌色变"是当今人们对癌症极度恐惧的真实心态写照。为什么大家如此恐惧癌症？那是因为癌症患者所经历的痛苦和癌症对家庭的伤害比任何疾病给患者及其家庭带来的伤害都大。癌症患者除了要承受巨大的精神压力，还要经历手术、化疗、放疗等漫长而又痛苦的治疗，备受煎熬，癌症患者到晚期或出现较大范围转移或复发，或机体恶变、器官功能衰竭，每天还要忍受刻骨剧痛，生活质量极其低下，家庭经济更是不堪重负。

人们常说的"癌症"在医学上指的是恶性肿瘤。肿瘤是机体在各种致癌因素作用下，局部组织的某个细胞的基因失去对其生长的正常调控，导致细胞克隆性异常增生而形成的新生物。根据肿瘤细胞的性质，肿瘤可分为良性肿瘤和恶性肿瘤。根据肿瘤细胞的来源，又分为两种：来源于上皮组织的恶性肿瘤称为"癌"，来源于间叶组织（肌肉、血液、骨骼、结缔组织）的恶性肿瘤称为"肉瘤"。以上可以看出，人们俗称的"癌症"不同于医学专业术语"癌"，通俗的"癌症"包括了医学专业分类中的"癌"和"肉瘤"。本书提到的"癌症"，就包括医学上的"癌"和"肉瘤"。

恶性肿瘤是严重威胁人类健康的常见病和多发病。近年来，世界卫生组织（WHO）等国际权威机构也已经把原来作为"不治之症"的癌症重新定义为"是可以控制的慢性病"，这是肿瘤医学发展历史上的一个里程碑。世界卫生组织的数据表明，1/3 的癌症可以预防，1/3 的癌症可以通过早诊断、早治疗而治愈，1/3 的癌症患者可改善症状、延长生命。

癌症是一种可以控制的慢性病。因为癌症的发生是一个多因素、多阶段、复杂渐进的过程，而这个过程通常是十几年甚至几十年累积的结果。国际抗癌联盟主席大卫·希尔教授介绍说："大约 40% 的癌症是不良生活方式因素、传染病、感染、环境污染以及环境或职业相关危害引起，这占有一个很大的比例，表明癌症具有潜在的可预防性。"癌症并不可怕，我们既可以预防，也可以通过合理治疗控制癌症的发展。

在本书中，笔者根据近 30 年的临床经验，结合中医治疗癌症的常用方剂，针对各种癌症的不同证型拟定对应的方剂，皆为笔者的经验方，供大家参考。笔者自幼习武行功，本书中各种癌症的锻炼方法，是笔者在临床实践中不断总结摸索出来的，可以让患者通过针对性的锻炼，有效提高自身的免疫力，增强抗癌能力，提高生活质量。

临床上，笔者治疗癌症的思路是"先共存后消灭"，逐渐把癌症变成一种可以控制的慢性病。首先"扶正"，以中药治疗和相应的功法锻炼为手段，提高人体自身的免疫能力，控制癌症进一步恶化和转移，达到"与癌共存"；其次"祛邪"，通过不断提高人体的免疫能力，最终达到消灭癌细胞、恢复健康的目的。在癌症的治疗过程中，除了应用中医中药治疗和功法锻炼外，还需保持平和乐观的心态，三分治疗，七分调养，逐渐把癌症变成一种"可控可治"的慢性病。

2022 年 4 月 8 日

目　录

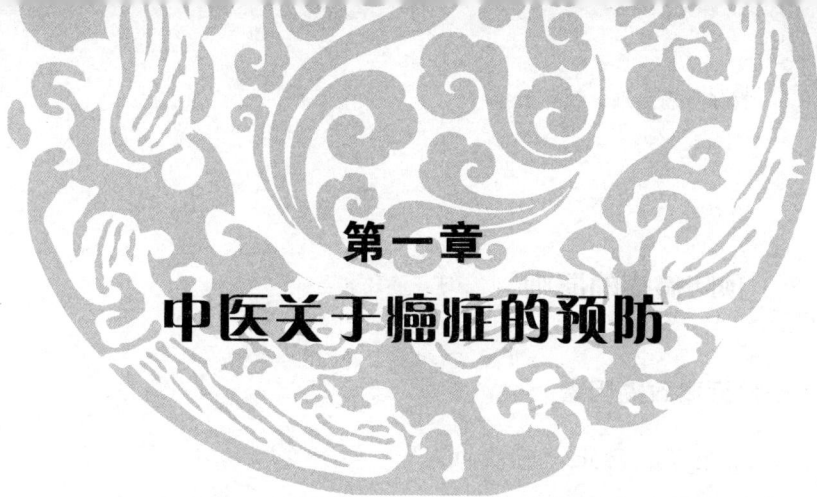

第一章
中医关于癌症的预防

中医学是古代劳动人民同疾病斗争的实践活动中，以人为研究对象、以疾病为研究目标的一门实用科学，防病和治病是这门实用科学中的两个主要内容。中医学向来强调"圣人不治已病治未病"，非常重视"见肝之病，知肝传脾，当先实脾"的预防治疗思想，强调凡能预防于未病之前者才是良医。《素问·四气调神大论》中指出："不治已病治未病，不治已乱治未乱，此时之谓也。夫病已成而后治之，譬犹渴而穿井，斗而铸锥，不亦晚乎！"如早在原始社会时期，我们的祖先就懂得了钻木取火，煮熟食物以预防胃肠疾病，《韩非子·五蠹》曰："上古之世……民食果蓏蚌蛤，腥臊恶臭而伤害腹胃，民多疾病。有圣人作，钻燧取火以化腥臊……号之曰燧人氏。"再如发明和使用陶器，也是饮食卫生、预防胃肠疾病方面的重大进步。未病先防的要旨在于通过各种"内养外防"的综合调理措施，慎避外来虚邪贼风侵袭机体，故能在未病之际调养预防者，则正气充沛，身体健康。这种防患于未然的观念，正是中医预防医学中最宝贵、最值得重视的思想。

大多数的癌症是可以预防的，无须谈癌色变。虽然癌症就在我们的周围，但预防癌症有时很简单，需要我们养成良好的生活习惯，戒除不良的饮食嗜好，或者调整好情绪和心态。

一、预防癌症的原则

（一）远离致癌因素

1. 饮食有节，防止"癌从口入"

饮食是人体生存、成长和维持健康所不可缺少的营养来源。正如《素问·平人气象论》曰："人以水谷为本。"但不要食用被污染的食物，如被污染的水、农作物、家禽鱼蛋以及发霉的食品等，多吃一些绿色有机食品，防止"癌从口入"。

饮食还要有规律和节制。饥饱要适宜，饮食营养要全面，不宜偏嗜，如饮食失节或饮食不洁，均会导致疾病的发生。饮食损伤，往往影响脾脏的功能，导致聚湿、生痰、化热或变生他病。正如《素问·痹论》所言："饮食自倍，肠胃乃伤。""膏粱之变，足生大丁。"

随着人们的生活水平日渐提高，大家的饮食结构也发生了很大的变化。饮食营养的平衡失调严重影响了现代人的身体健康，饮食无节制也是现代疾病发生的根源。癌症发病率之所以如此之高，确实与饮食有密切关系。临床中，我们询问患者的饮食状况时，大多数患者有饮食失调的情况，有的是偏食，有的是暴饮暴食，有的是过食辛辣刺激食物，有的是喜食生冷食物等。其实，古人也很早便认识到饮食与肿瘤的发生有一定的关系。《外科正宗·茧唇第六十三》认为茧唇（口腔癌）的成因是"因食煎炒，过餐炙煿，又兼思虑暴急，疲随火行，留注于唇"。《济生续方》在论述积聚病因时曾言："凡人脾胃虚弱，或饮食过度或生冷过度，不能克化，致成积聚结块。"《景岳全书》亦曰："饮食无节，以渐留滞者，多成痞块。"《济生方》指出："过餐五味，鱼腥乳酪，强食生冷果菜停蓄胃脘……久则积结为癥瘕。"以上说明，若饮食失节、饥饱失常使肠胃功能失调，不能克化饮食，积滞内停而成积聚癥瘕，即导致癌症的发生。

据流行病学研究表明，西方人由于长期食用高脂肪膳食，其乳腺癌、前列腺癌和结肠癌的发病率明显高于东方人。我国食管癌高发地区流行病学调查显示，食管癌患者中 7% 左右的人有喜好热饮、硬食、快食或饮酒的习惯。经动物实验研究证明，饮酒和热食、快食等对食管黏膜有一定的灼伤和腐蚀作用，会使黏膜细胞出现增生性病变，进一步可发生癌变。喜欢吃高脂肪、高热量食物的人多了，患大肠癌、胰腺癌、乳腺癌、前列腺癌的患者数量也大量增加；家庭中熏烤煎炸食品、腌制食品吃得多了，胃癌、直肠癌、肝癌、鼻咽癌的发病率也不断升高。此外，研究亦表明，自然界中广泛存在着一种真菌——黄曲霉素，黄曲霉素 B_1 是目前已知的强致癌物质，其毒性是砒霜的 68 倍，低剂量摄入可造成慢性中毒，尤其对肝癌有较强的诱发性。另外，亚硝胺类物质、3,4 - 苯并芘等的污染，均可导致癌症的发生。

一般认为以下食物为现代主要的致癌食物。

（1）腌制食品

咸鱼、咸肉、火腿等食品在腌制的过程中可能会产生二甲基亚硝酸盐，其在体内可以转化为致癌物质二甲基亚硝酸胺。过量食用这类食物，会导致胃、肠、胰腺等消化器官癌变的概率升高。

（2）烧烤食物

烧烤的各种肉类，如经过不恰当腌制易产生过量亚硝酸盐，烤焦的肉和鱼皮含有强致癌物苯丙芘。空腹吃时，这两种物质直接与胃黏膜接触，比人群平均患胃癌的概率高 20 倍左右。烧烤食物含有强致癌物，不宜多吃。

（3）熏制食品

熏肉、肝、熏鱼、熏蛋、熏豆腐干等熏制食品含苯并芘致癌物，常食易患食管癌和胃癌。这主要与烟熏烤食物制作过程中燃料不完全燃烧时产生大量的多环芳烃污染食物有关。

（4）油炸食品

煎炸过焦会产生致癌物质多环芳烃。油煎饼、炸臭豆腐、油条等，多数是使用重复加热的油制成的，在高温下会产生致癌物。

（5）霉变物质

米、麦、豆、玉米、花生等食品易受潮霉变，被霉菌污染后会产生致癌毒草素——黄曲霉素。黄曲霉素的毒性是砒霜的 68 倍，毒性为剧毒物氰化钾的 10 倍。黄曲霉素容易在花生、玉米、坚果上滋生，不易溶于水，却极为耐热，一般的水洗、烹调操作难以去除。

（6）隔夜菜和酸菜

这类食品会产生亚硝酸盐，在体内转化为致癌物质亚硝酸胺。

（7）槟榔

过多嚼食槟榔是引起口腔癌的一个因素。

（8）反复烧开的水

反复烧开的水含亚硝酸盐，进入人体后会生成致癌的亚硝酸胺。

另外，吸烟可诱发多种的癌症，包括肺癌、食管癌、喉癌、口腔癌、咽喉癌等。二手烟已被证明能够使不吸烟者患肺癌。无烟烟草（也被称为口用烟草、嚼烟或鼻烟）可导致口腔癌、食管癌和胰腺癌。嗜酒不仅可以导致肝癌的发生，还会增加患口腔癌、咽癌、喉癌、食管癌、肝癌、结肠直肠癌等的风险。

所以，饮食有节，戒烟限酒，养成良好的生活习惯，是预防癌症的第一关键。

2. 起居有常　不妄作劳

"日出而作，日落而息"是人们自然的生活规律。

中医认为，正常的睡眠能保证人体气血的正常运行，脏腑功能的协调。关于气血的运行，不同的时间会流动到不同的经络。一般而言，凌晨 1—3 点，流到肝经；凌晨 3—5 点，流到肺经；凌晨 5—7 点，流到大肠经；早晨 7—9 点，气血流注到胃经；9—11 点，流到脾经；11—13

点，流到小肠经；15—17 点，流到膀胱经；17—19 点，流到肾经；19—21 点，流到心包经；21—23 点，流到三焦经；23 点—次日 1 点，流到胆经。从气血运行的时间规律看，21—23 点和 23 点—次日 3 点是睡眠的两个关键阶段。21—23 点三焦经最旺，而三焦通百脉，21 点—次日 3 点是养肝护胆的最佳时间。胆气主升，《素问·六节藏象论》曰："凡十一脏取决于胆也。"金元四大家之一的李东垣在《脾胃论》中说："胆者，少阳春升之气；春升则万物安，故胆气春升使，则余脏从之。"而肝为血海，《素问·五脏生成》曰"人卧血归于肝"。肝血充足，才能使百脉气血充盈，脏腑经络得以濡养。如果违背了这一规律，容易影响三焦、肝、胆的功能，导致气血运行失常，为癌症的发生创造了可能的条件。睡眠与癌症的发生存在某种联系，我们在临床诊疗癌症患者的过程中发现，大部分患者存在睡眠不良的经历。美国斯坦福大学医学研究中心的研究证明，正确的睡眠方式能够预防机体遭到癌症侵袭，睡眠与不眠之间的循环周期会对某些激素的分泌标准产生影响，而人体组织中的各项生命活动都受到特定激素指数的调控。比如在夜间，人体内会产生一种褪黑激素，它的抗氧化性能够防止体内氧化物对脱氧核糖核酸（DNA）的损害，同时它还可以抑制雌激素的产生，要知道这种雌激素能够促使某些肿瘤生长和发展。另外，激素的昼夜变化对肿瘤细胞会产生影响，激素的分泌量在凌晨时分处于高潮阶段，白天则会骤然下降。它能够对人体的免疫系统产生巨大的影响，也会对人体抵抗肿瘤的能力有影响。因此，一旦激素的分泌规律遭到破坏，必然会导致机体免疫系统遭到破坏，后果可想而知。比如，现代研究表明乳腺癌高发妇女群体大多从事夜间轮班制工作。同样，动物实验也表明，经常性睡眠中断能够导致动物体内癌细胞生长速度加快。

常言道："生命在于运动。"正常的劳动与运动，有利于气血流通，增强体质。名医华佗指出："人体欲得劳动，但不当使极耳，动摇则谷气得消，血脉流通，病不得生。譬如户枢不朽是也。"说明身体要活动，但不宜过累；身体活动有利于人体新陈代谢，血液循环得以流通，所以不易生病。人欲劳其形，百病不能成。华佗创造了"五禽戏"，《后汉书·华佗传》有华佗"年且百岁，而犹有壮容，时人以为仙"的记载。

必要的休息可以消除疲劳，恢复体力和脑力，有利于健康。过度的运动，过度的安逸均可成为致病因素。过劳、过逸而致病在中医历代文献中有很多记载。如《素问·宣明五气》曰："久视伤血，久卧伤气，久坐伤肉，久立伤骨，久行伤筋，是谓五劳所伤。"实际上是包括了过劳、过逸两个方面。《素问·调经论》亦曰："阴虚生内热奈何？"岐伯曰："有所劳倦，形气衰少，谷气不盛，上焦不行，下脘不通，胃气热，热气熏胸中，故内热。"《素问·举痛论》曰"劳则气耗"，指出过劳不仅能引起"阴虚内热"，还能"耗气"。我们所指的劳倦，包括劳力过度、劳神过度和房劳过度三个方面。这些也是现代人比较忽略的问题。现代是一个科技发展的时代，社会的高速发展虽然给人们创造了更优越的生活条件，但同时也导致了体力与脑力的过度透支，容易造成正气虚弱，脏腑经络气血功能障碍，为癌症的形成创造了条件。

过度安逸是指过度安闲，不参加劳动，又不运动。人体每天要适当活动，气血才能流畅。如果长期缺乏运动，过分养尊处优，易使人体气血不畅，脾胃功能减弱，从而发生各类疾病，如肥胖、糖尿病、脂肪肝等，为癌变打下了基础。超重和肥胖与多种类型的癌症相关，如食管癌、结肠直肠癌、乳腺癌、子宫内膜癌和肾癌等。根据世界卫生组织提供的数据，中国成年人超重和肥胖的比例从 2000 年的 25% 上升到 2010 年的 38.5%，其中城市居民占多数。世界卫生组织测，到 2015 年，中国 50%～57% 的人口会可能超重。肥胖，也正在成为中国人的一个主要致癌因素。

所以，起居有常、不妄作劳是预防癌症的一种健康生活方式。

3. 放松心情 陶冶情操

放松心情，即养心。古人云："百病皆生于心。"中医学中的"心"，是广义的"心"，既为人的一身之主宰，统帅五脏六腑，又与人的精神、思维、意识密切相关。中医学提出"心主血脉"的理论，是指心有推动血液在脉管内运行的作用，血液在脉管内"流行不止，环周不休"，是世界医学史上最早提出血液循环的概念；中医还提出"心主神明"的理论，认为人的思维活动主要属于心的功能，故在《灵枢·邪客》中说："心者……精神之所舍也。"

一个人，必须懂善恶、知荣辱，要培养高尚的道德情操和宽广的胸襟情怀。正所谓"正气存内，邪不可干"。心正则心静，心静则寡欲。心静则生正气，寡欲则生和气。恬静淡漠，所以养性也；和愉虚无，所以养德也。

世界卫生组织给健康下的定义不仅仅是没有疾病，而且是"在身体上、心理上、道德上、社会适应上都处于完好的状态"。人类已经进入了情绪负重的非常时代，由精神因素引起的身心疾患已是当代社会普遍存在的多发病和流行病，现在疾病的病谱变化可充分说明精神因素致病的广泛性。癌症的发生与社会心理因素有着密切关系。西医学研究证实，心胸豁达、性格乐观开朗的人的神经-内分泌调节处于最佳水平，免疫功能也处于正常状态；心理不健康的人则神经内分泌功能失调，免疫功能下降，发病率明显偏高。琴、棋、书、画是我国古代传统的"四雅"。抚琴、弈棋、写字、作画，或者只是听琴、观棋、赏字、阅画，都可调情养生，陶冶情操，愉悦心情，预防癌症等疾病的发生。

唐代孙思邈在《备急千金要方》中说："弹琴瑟，调心神，和性情，节嗜欲。"古人借琴抒发情怀，指应于弦，借琴成曲，心动而手应，畅心情而动肢体，中医认为这是一种形神统一的娱乐活动，故可以内养其心而外动其形，有益心身。《礼记·乐记》曰："乐者，心之动也。"说明音乐与人的精神活动关系至为密切。精神作用支配内脏功能，所以音乐对人体内脏活动也有影响。中医学很早就利用音乐治疗疾病。金代著名医家张子和《儒门事亲·卷三》中指出："好药者，与之笙笛不辍。"意思是用笙笛一类乐器给人演奏，是一种很好的治疗方法。现在，音乐疗法已被广泛采用。不少医院和疗养院采用为患者播放优美轻音乐的办法，缓解高血压、心脏病、哮喘等疾病的症状。

下棋则是一种有益于性情修养的活动。业余时间来上几局，既可增加生活的情趣，又有利于智力开发。尤其是中老年人身体较弱，不宜做剧烈运动，下棋便是一种很好的选择。《梨轩曼衍》云："围棋初非人间之事，其始出于巴邛之橘、周穆王之墓，继出于石室又见于商山，仙家养性乐道之具也。"其他棋类也同样有"养性乐道"的功能。下棋可使人精神集中，专注棋局，排除杂念，一心对弈。凡是善于下棋的人，深知"乐在棋中"。

"寿从笔端来。"练习书画本身就是体育运动，长期坚持练习书法、绘画，能够延年益寿。中国历史上许多著名书法家、画家都享有高寿，如颜真卿被李希烈杀害时已 76 岁，柳公权享年 88 岁，欧阳询 85 岁，齐白石、黄宾虹、何香凝、章士钊寿命均在 90 岁以上，朱屺瞻、苏局仙、孙墨佛等更是百岁高寿。中国画重在写意，讲究意境，能把人带入一种境界，使人产生无限的联想，因而对人的生理产生影响。所谓"洗笔调墨四体松"是书画养生的第一阶段。在这一阶段，通过洗笔、调墨等预备动作，疏通全身气血经络。"预想字形神思凝"是书画养生的第二阶段。集中思想，把意识调节到最佳状态。这样才能进入形象思维，就会顿觉心旷神怡，气力强健。"神气贯注全息动"是书画养生的第三阶段。把神、气贯注于书画运动的全过程，关键要做到神领笔毫、气运于手，以此带动全身的活动。这个阶段可以说是书画运动的最实质性阶段。"赏心悦目乐无穷"是书画养生的第四阶段。好的作品赏心悦目，令人乐在其中。学习书画，可以从自己的创造中得到满足感，心境也随之得到一种超然与净化，达到心绪舒畅。何乔潘在《心术篇》中说："故书家每得以无疾而寿。"

读书对于养生的好处也很多，对人的精神和身体的影响都很大。它既可以开拓知识领域，启迪智慧，是事业成功的重要条件，又有娱乐、调心和养生的作用。一般人都只看重它第一方面的作用，而忽视第二方面的影响。一本有吸引力的书能把读者带入书中的世界，思绪随着书中的描写漫游，感情随着情节的进展起伏，时而发思古之幽情，时而鸣不平的激愤，时而欣喜若狂，时而拍案叫绝。好书能使人充满希望，心胸开阔，积极向上。另外养花养草、垂钓逗鸟、游山玩水、散步慢跑、唱歌跳舞、打拳静坐（坐禅）、练习传统养生功等，都可放松心情陶冶情操。

社会心理压力增加是癌症的一大诱因。工作紧张、忙碌使人体分泌过多的皮质醇，扰乱和削弱了机体免疫系统功能而给某些致癌因素以可乘之机，增加了癌症的发病率。若放松心情，陶冶情操，则人体阴阳平衡、气血调和，正如《素问·上古天真论》云："恬淡虚无，真气从之，精神内守，病安从来。"

我国的卫生建设方针是以预防为主，提倡讲究卫生，减少疾病，提高人民健康水平。当今，在"以预防为主"的卫生方针和党的中医政策指导下，"中医治未病"的预防思想原则得到重视和发扬，各种行之有效的预防方法被发掘整理，并运用于医疗保健卫生实践之中。

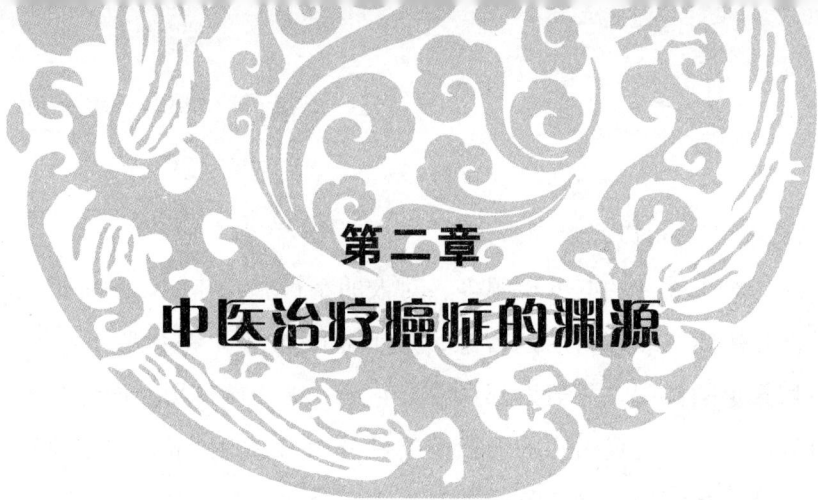

第二章
中医治疗癌症的渊源

我国对癌症即"恶性肿瘤"病名的认识已有很悠久的历史。早在3500多年前的殷墟甲骨文中就有关于"瘤"的病名记载。3200年前先秦时期的《周礼·天官》一书中，就已记载有专治肿瘤的医生，当时被称为"疡医"，并设有疡医下士八人掌管"肿疡"。"疡医"相当于外科医生，与早期的西医肿瘤学以外科为主十分相似。疡医在治疗上主张内外结合，内治主张"以五毒攻之，以五气养之，以五药疗之，以五味调之"，外治则采用"掌肿疡，溃疡，金疡，折疡之祝药劀杀之齐"。"祝"意为用药外敷，"杀"是指用药腐蚀恶肉。内外调理和治疗，以及"祝""杀"都是现代治疗癌症的常用方法，说明了我国对癌症的认识历史悠久。

我国现存的最早医学专著——春秋战国时期的《黄帝内经》中记载了"昔瘤""肠覃""膈中""下膈""石瘕""癖结"等病证的描述，与西医学中的某些癌症的症状相类似，并对这些病的症状、病因、病机和治疗都有较为系统的描述和记载。如《灵枢·四时气》言"食饮不下，膈塞不通，邪在胃脘"，其症状与食管、贲门癌所致梗阻十分相似；《灵枢·水胀》记载"石瘕生于胞中……状如怀子，月事不以时下，皆生于女子"，与子宫肿瘤相类似；"肠覃者……如怀子之状……按之则坚"，与腹腔内的某些肿瘤似。关于癌症的病因病机方面，《黄帝内经》认为癌症的形成与正气虚弱、外邪侵袭、七情内伤均有关系，如《灵枢·百病始生》云："虚邪之中人也……留而不去，传舍于肠胃之外，募原之间，留着于脉，稽留而不去，息而成积。"《灵枢·九针》云："四时八风之客于经络之中，为瘤病者也。"认为外邪侵袭，可导致肿瘤的发生。《灵枢·百病始生》云："内伤于忧怒，则气上逆，气上逆则六输不通，温气不行，凝血蕴里而不散，津液涩渗，著而不去，而积皆成也。"明确指出情志不调，心情不畅，则易患癌症，这与现代临床认识癌症的病因相符。《黄帝内经》中所提出的"坚者削之""结者散之""留者攻之"等治疗原则，在当今临床上防治肿瘤疾病仍有重要的指导意义。

继《黄帝内经》之后，秦越人所著《难经》最早论述了某些内脏肿瘤的临床表现和生成原理，如《难经·五十五难》对积聚的病位、病性和具体症状均已有所记述："气之所积名曰积，气之所聚名曰聚……积者，阴气也，其始发有常处，其痛不离其部，上下有所终始，左右有所穷处；聚者，阳气也，其始发无根本，上下无所留止，其痛无常处，谓之聚。故以是别知积聚也。"这里的"积"有固定部位，类似肿瘤，与"聚"不同。秦汉时期成书的《神农本草经》所载人参、杜仲、白术、大黄、半夏等迄今仍为中医治疗癌症的常用药，据统计，该书所载 365 味药物中，治疗癌症一类疾病的药物达 150 余味，对当今防治癌症有着深远的影响。

东汉末年张仲景著《伤寒杂病论》一书中所载"鳖甲煎丸""大黄䗪虫丸"等，至今仍为临床治疗癌症的常用方剂。汉代著名医家华佗在《中藏经》中指出："夫痈疽疮肿之所作也，皆五藏六府畜毒不流则生矣，非独因荣卫壅塞而发者也。"认为癌症的起因由人体脏腑功能失调，脏腑蓄毒不化而生。华佗治疗噎膈反胃方中有朱砂等腐蚀药物，外治体表、黏膜肿瘤有明确的治疗效果。1973 年，长沙马王堆汉墓中出土的《五十二病方》共载 280 余方，其中外用方 94 个，包括了治疗癌症的外用膏方。

魏晋至隋唐时期，中医对某些癌症如甲状腺肿瘤、乳腺肿瘤及其他内脏肿瘤的病因病机及诊断有了进一步的认识，治疗方法上也呈现多样化。这一时期对中医肿瘤的认识理论逐渐趋于成熟。晋代皇甫谧所著《针灸甲乙经》是一部针灸专著，书中载有大量针灸治疗肿瘤疾病如噎膈、反胃等的内容；晋代葛洪所著《肘后备急方》一书对肿瘤的发生、发展、恶化过程有全面的认识，认为"凡癥坚之起，多以渐生，如有卒觉便牢大，自难治也。腹中癥有结积，便害饮食，转羸瘦"。书中使用海藻治疗瘿病，是今人一直沿用治疗甲状腺肿瘤的常用方法。

隋代巢元方《诸病源候论》记载了有关癌症病因证候共 169 条，分门别类详细记载多种癌症疾病的病因、病机与症状，如"癥瘕""积聚""食噎""反胃""瘿瘤"等病证，表明当时对癌症的认识理论已十分成熟，书中还记载运用肠吻合术、网膜血管结扎法治疗肿瘤疾病，这在癌症治疗历史上有着重要的意义。

唐代孙思邈《千金要方》开始按发病性质和部位对"瘤"进行分类，出现了"瘿瘤""骨瘤""脂瘤""石瘤""肉瘤""脓瘤"和"血瘤"等分类。同时代王焘的《外台秘要》中，记载了大量使用虫类药物如蜈蚣、全蝎、僵蚕等治疗癌症的方药，为后世使用虫类药物治疗癌症提供了借鉴。

宋代东轩居士在《卫济宝书》中第一次提及"癌"字，并论述"癌"的证治，把"癌"列为痈疽"五发"之一，提到用麝香膏外贴治疗"癌发"。《仁斋直指附遗方论》对癌的症状、病性描述更为详细，"癌者，上高下深，岩穴之状，颗颗累垂，毒根深藏"，指出癌症肿块的特点是"毒根深藏"，癌有"穿孔透里"和易于浸润、转移的性质，为后世运用苦寒解毒法治疗癌症提供了理论依据。由宋代官方主持编撰的《圣济总录》论述了体内气血郁结或某些不正常物质滞留，可能产生肿瘤疾病，并载有类似肝肿瘤的"肝著""肝壅""肝胀"等病的证治。

金元四大家的学术思想对中医治疗癌症有很大的影响。刘完素主张火热致病，力倡寒凉用药以治疗火热病，对后世用清热解毒、清热泻火等法治疗癌症具有一定的指导意义。李杲提出"内伤脾胃，百病由生"的论点，并创立补中益气汤、通幽汤等，对于癌症患者有滋补强壮、扶正固本的作用。张元素提出"养正积自除"，被后世医家所推崇，一直沿用到现代。中医治疗癌症以扶正为主，不但可以控制癌肿，而且可以提高癌症患者的生活质量，延长生命，"扶正固本"目前已成为中医学治疗癌症的主要治则之一。

明代温补派代表张景岳的《类经》和《景岳全书》较为全面地总结了前人关于癌症的病因病机的认识，对癌症的辨证又有更深一步的思考，将治疗癌症的药物归纳为攻、消、补、散四大类。李时珍的《本草纲目》中记载了丰富的抗癌药物如贝母、黄药子、海带、夏枯草、半夏、南星、三棱、莪术等百余种。《外科启玄·血瘤赘》记载了采用割除法、药线结扎法治疗外突明显而根部细小的肿瘤、蒂状纤维瘤。《外科证治全生集》详细记载了内服、外敷药物治疗乳癌、恶核、石疽等。

清代已开始强调癌症预防、早期发现、及时治疗的重要性。吴谦主撰的《医宗金鉴》提出，如能早期发现，施治得法，"癌疾"也是可以治愈或"带疾而终天"的，这与我们现在临床上"带癌生存"的观念是一致的。清代高秉均在《疡科心得集》中描述了"肾岩翻花"发病过程，并将"舌菌""失荣""乳岩""肾岩翻花"列为四大绝症，说明当时已充分认识到恶性肿瘤预后不良，应引起我们的高度重视。明清时期，中医治疗癌症，不仅表现在理论研究不断深入，进一步认识到癌症的发展与预后，并且提出了癌症应当及早治疗，也丰富了癌症的治疗方法，特别是了解到更多的药物对癌症有治疗作用，对现代中医治疗癌症有重大的临床指导意义。

综上所述，中医治疗癌症有着悠久的历史，积累了丰富的资料和宝贵的经验。经过几千年的孕育和发展，中医治疗癌症的理论体系不断系统和完善，临床疗效不断提高，已经在国内外产生很大的影响。相信不久的将来，中医治疗癌症的特色和优势将会被世界所认识和青睐。

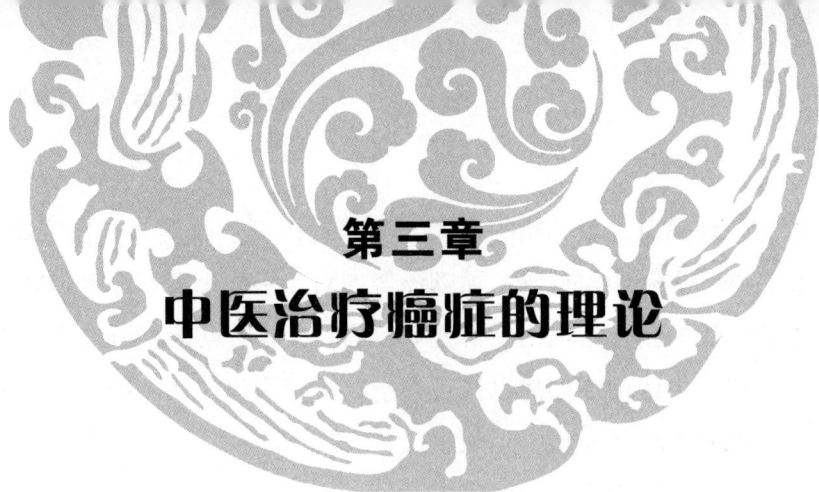

第三章
中医治疗癌症的理论

第一节　中医关于癌症发病的病因

一、外因

1. 外感邪毒

风、寒、暑、湿、燥、火六淫之邪为四时不正之气，是主要的外感病邪，与癌症的发生密切相关。

《灵枢·九针论》记载："四时八风之客于经络之中，为瘤病者也。"指出外邪侵入经络，使经脉瘀阻，久积成瘤。《灵枢·百病始生》说："积之始生，得寒乃生，厥乃成积也。"《灵枢·刺节真邪》记载："虚邪之入于身也深，寒与热相抟，久留而内著……邪气居其间而不反，发为筋瘤……为肠瘤……为昔瘤……为骨瘤……为肉瘤。"这些说明了寒邪、热邪等都能导致癌瘤的发生。六淫邪气侵及人体，客于经络，扰及气血，使阴阳失调，气血逆乱，日久成积，变生肿块；或为息肉，或为恶核，或为疽、瘤等坚硬如石、积久不消的肿瘤。

《医宗必读·积聚篇》曰："积之成者，正气不足，而后邪气踞之。"指出了外邪侵袭人体主要是正气亏损所致。此外，外邪侵袭致癌，与季节气候、居住环境均有关系，邪气主要从口鼻或肌肤途径入侵机体，可单独或合并其他因素共同致病。西医学所谓的生物、化学和物理等致癌因素包括病毒、射线等，这些外来致癌物质均属古人六淫邪气或疫疠之气的范畴。

因此，六淫邪气在肿瘤的发病中是外界主要的致病因素。

2. 饮食不节

饮食是人类维持生存和健康的必要条件，俗曰："民以食为天。"但是饮食不节也是导致疾病的重要原因，《素问·痹论》云："饮食自倍，肠胃乃伤。"

饮食失宜、饮食不洁或者饮食偏嗜都可以损伤脾胃，导致脾失健运，胃失受纳，则气机升降功能紊乱；湿浊内聚，或可化热，伤及气血，形成湿聚血瘀，促使癌肿的发生。宋代严用和在《济生方》中强调："过餐五味，鱼腥乳酪，强食生冷果菜，停蓄胃脘……久则积结为癥瘕。"《金匮要略》云："秽饭馁鱼臭肉，食之皆伤人……六畜自死，皆疫死，则有毒，不可食之。"明确指出不洁饮食，包括腐败霉变、腌制熏烤之品等，邪毒从口而入，损伤肠胃可致病，也可能是致癌的因素。《素问·生气通天论》指出"味过于酸，肝气以津，脾气乃绝；味过于咸……味过于辛，筋脉沮弛，精神乃央"。《素问·五脏生成》曰："多食咸，则脉凝泣而变色；多食苦，则皮槁而毛拔……多食甘，则骨痛而发落。"

综上所述，暴饮暴食、贪凉饮冷、饮食不洁，或饮食偏嗜、过度饮酒、恣食膏粱辛辣炙烤之品等，最易损伤脾胃；脾失健运，不能输布水谷精微，湿浊凝聚成痰，痰阻气机，血行不畅，脉络壅滞，痰浊与气血相搏结，乃成癌症。

3. 起居无常，劳逸失度

中医认为，起居作息有规律以及保持良好的生活习惯，能提高人体对自然环境的适应能力，从而避免发生疾病，达到延缓衰老、健康长寿的目的。《素问·上古天真论》说："饮食有节，起居有常，不妄作劳，故能形与神俱，而尽终其天年，度百岁乃去。"可见，起居有常对人体的防病保健有着重要的作用。《素问·生气通天论》又曰："起居如惊，神气乃浮。"说明起居有常是调养神气的重要法则。神气在人体中具有重要意义，它是对人体生命活动的总概括。人们若能起居有常、合理作息，就能保养神气，使人体精力充沛，生命力旺盛，面色红润光泽，目光炯炯，神采奕奕。反之，若起居无常，不能合乎自然规律的作息，天长日久则神气衰败，就会出现精神萎靡，面色不华，目光呆滞无神，机体的脏腑功能失调，最终导致包括癌症在内的疾病发生。

劳逸失度是指劳累和安逸失于常度而言。过劳是指劳累过度。其中，体劳过度可耗伤气血，脑劳过度可暗耗阴血，房劳过度则耗伤肾精，均可导致正气亏虚而发病。如明代《外科正宗》谈到骨瘤的形成有言："房欲劳伤，忧恐损肾，致肾气弱而骨失荣养，遂生骨瘤。"过逸是指安逸过度，不参加运动和劳动，使气血运行不畅，机体抵抗力下降，导致癌症的发生。

二、内因

1. 内伤七情

内伤七情是指喜、怒、忧、思、悲、恐、惊七种情志的异常变化。中医自古至今一直非常重视精神因素在发病中的作用，精神因素在肿瘤的病因中更占有重要地位。早在《黄帝内经》时期就认识到精神因素与癌症发生发展的关系。

人体情志的异常变化，致使人体气机升降失常，脏腑功能紊乱，与肿瘤的发生、发展及转移、预后等存在着密切的关系。《灵枢》强调"内伤于忧怒……而积聚成矣"。《医宗金鉴》谓"失荣证"由"忧思恚怒，气郁血逆，与火凝结而成"。百病皆生于气，七情太过或不及，能引起体内气血运行失常及脏腑功能失调，导致疾病。《素问·通评虚实论》对噎膈的发病曰："膈塞闭绝，上下不通，则暴忧之病也。"明代王肯堂在《医学津梁》中论述噎膈时指出"由忧郁不开，思虑太过，忿怒不申，惊恐变故，以致气血并结于上焦，而噎膈之症成矣"。由此可见，人们的情志抑郁，肝气不舒，可致气机不畅，脉络受阻，气血运行障碍，脏腑功能失调，气滞血瘀，导致血瘀、痰凝、气滞、湿聚，相互搏结，渐积而导致癌症的发生。

现代研究发现，忧郁、焦虑、失望和难以解脱的悲伤等不良情绪往往是癌症发生的前奏，不良情绪以及家庭不睦、工作紧张、生活压力的刺激可导致内分泌功能失调，造成免疫能力低下而引起癌症。

2. 正气不足

中医认为，人体一切疾病的发生和发展，都可以从邪正关系的变化来分析。癌症的发病及演变过程就是正邪双方斗争的过程。正气亏损可因先天禀赋不足形成，也可由于后天失养或积损正虚而形成。

早在《黄帝内经》中就提出"正气不足"是疾病包括癌症产生的根本原因。《黄帝内经》曰："正气存内，邪不可干。""邪之所凑，其气必虚。"又云："正胜则邪退，邪盛则正衰。"正邪之间的盛衰强弱，决定着疾病的进退变化。机体的正气变化在包括癌症在内的各种疾病的发生、发展过程中占据主导地位。如果人体的正气亏损，病邪亢盛，机体抗邪无力，不能制止邪气的致癌作用，机体不断受到病理性的损害，癌症就会发生、发展。人体正气虚弱，脏腑生理功能就会失调、紊乱，瘀血、痰湿等病理现象就因此而自生，形成了癌症的病理学基础。

《外证医案汇编》明确指出："正气虚则成岩。"正气不足，脏腑功能失调是癌症形成的主要病因。

第二节　中医关于癌症发病的病机

一、气滞血瘀

中医认为，气与血是组成人体的两大类基本物质，两者关系密切。气和血皆为水谷精微所化，气属阳，血属阴，两者不可分离。气与血的关系是气为动力，血为基础，两者是对立统一的，所以中医有"气为血之帅，血为气之母""气行则血行，气滞则血瘀"的说法。气血以循环运行不息为常。若气血关系失调，气郁不舒，血行不畅，导致气滞血瘀，郁结日久，必成癥瘕积聚。癌症即实体性癌肿的发生，是因气滞不畅，血瘀不行，凝滞不散，日久而成瘤块。《灵枢·百病始生》曰："若内伤于忧怒，则气上逆，气上逆则六输不通，温气不行，凝血蕴里而不散，津液涩渗，著而不去，而积皆成矣。"清代《古今医统大全》中描述食管癌时说："凡食下有碍，觉屈曲而下，微作痛，此必有死血。"所以，气滞、血瘀是引起癌症发病的因素之一。

二、痰凝湿聚

痰湿是脾的运化水湿功能失调后所产生的一种病理产物。痰是脏腑病变的产物，是引起很多疾病的因素。脾主化湿，脾虚则失于健运。水湿不运，津液不布，为邪火熬灼，遂凝结为痰，"痰之为物，随气升降，无处不到"。

中医认为，多种疾病的发生、发展均与痰邪的凝结和阻滞有关，恶性肿瘤类疾病的发生更是如此。痰既是病理产物，又是致病因素，中医所说的"痰"不仅指有形可见的痰液，还包括瘰疬、痰核和停滞在脏腑经络组织中未被排出的痰液，被称为"无形之痰"。湿为阴邪，性质重浊而黏腻。湿邪侵入机体，停留滞着，便会阳气受阻，气机不畅，导致气滞、气郁。湿浊之气郁积日久，便成湿毒，湿毒积于肠间，可致"湿毒便血"；湿毒郁于肌肤，易生疮痈，甚至成为"湿毒流注"，症见疮形平塌，根脚漫肿，色青紫黑等。《灵枢·水胀》曰："癖而内著，恶气乃起，瘜肉乃生。"

总之，痰凝湿聚，易留着于脏腑经络，结于体表则为瘿瘤，结于内脏则为癥瘕积聚等。

三、邪侵毒蕴

中医所言的邪毒有内外之分。内生之毒可为情志过极，脏腑功能失调，气血痰饮等郁结而生火热。火热为阳邪，易耗气伤阴动血，极易致肿疡。《灵枢·痈疽》云："热气淳盛，下陷肌肉，筋髓枯，内连五脏，血气竭，当其痈下，筋骨良肉皆无余，故命曰疽。"火热之毒不仅伤阴耗液，又能灼津为痰，灼血为瘀；热极则化毒，热胜则肉腐。内生之毒或痰湿瘀血等病理产物，久积体内，阻碍经络脏腑气机，郁而化热生毒，邪毒内生。

外受毒邪入侵，或外感六淫，六淫是风、寒、暑、湿、燥、火六种外感病邪的统称。感邪日久均能化热化火，内伤七情亦能生火，火热伤气，耗伤脏腑，是为邪热火毒。毒蕴于内，日久必发。现代的外感之邪包括病毒感染，烟草、油烟等污染毒素，职业环境中的化学毒素，生活环境中的空气、水、土壤污染毒素，酒食中的各种毒素等。

邪毒是致病之因，火热是毒聚之果，邪毒与火热互结，内蕴脏腑经络而成癌肿。

四、正气亏虚

正气是与邪气相对而言，是人体功能的总称，包括人体正常功能及所产生的各种维护健康的能力。正胜则邪退，邪盛则正衰。正邪之间的盛衰强弱，决定着疾病的进退变化，癌症的发生、发展和变化亦是如此。正气亏虚可因先天禀赋不足形成，也可由后天失养或积损正虚形成。正气亏虚的原因一是机体本身的正气不足，无力抗邪；二是邪气侵害机体，耗伤了正气。《诸病源候论·虚劳积聚候》曰："虚劳之人，阴阳伤损，血气凝涩，不能宣通经络，故积聚于内也。"唐代孙思邈指出："夫众病积聚，皆起于虚，虚生百病。"机体在发病之初，虽然虚候未著，但已虚在其中；病至中晚期，则气血皆虚，渐显露恶病质之象。如《景岳全书》云："噎膈反胃名虽不同，病出一体，多因气血两虚而成。"其他如年老体衰、房劳伤肾及药物的攻伐、手术的损伤等皆可致正气亏损、抗病力减退。

机体正气亏虚，则脏腑功能失调，气血阴阳失衡，易招致外邪侵袭，又因无力驱邪散邪，使外来的致病因素与内生的病理产物相互搏结，客于经络，留滞不去，由表及里，由外入内，郁积化毒内留，正不胜邪，邪盛正虚，从而导致癌症的发生。

第三节　中医关于癌症的诊断

正确早期诊断决定癌症的预后和转归，能做到早期发现、早期诊断和早期治疗，就能大大提高癌症的治愈率。癌症的临床诊断，除了中医的望、闻、问、切四诊，可结合西医学诊断方法：常规化验检查与特殊的检查（包括必要的生物化学、X 线、内镜、细胞学、病理学、同位素、超声波、免疫学等检查项目）。根据中西医结合的观点，把中医望、闻、问、切四诊结合在一起，既注意上述各项西医学的诊断资料，又根据中医四诊八纲辨证规律的要求进行检查，然后综合分析，就既能明确诊断癌症发生的部位、病理类型、临床分期等情况，又能掌握癌症患者所反映出来的阴阳、表里、寒热、虚实的辨证类型及气血、脏腑功能失调的状况。这样做到"辨病"与"辨证"相结合，以便进一步制订合理的治疗方案。

（一）中医四诊在癌症临床上的应用

望、闻、问、切总称四诊，是中医诊法的主要内容。医师运用视觉观察患者形体的神色形态变化，称为望诊；凭听觉听取患者的声音变化，凭嗅觉嗅闻患者的气味变化，合称闻诊；通过询问患者及其家属以了解病情，称为问诊；依靠触觉触摸按压患者的脉搏形体，称为切诊。

中医诊法主要有以下五个特点。

一是从外察内，据象测脏。中医认为人体是一个有机的整体。脏腑居于内、形体显于外，其间有经络联系通连。所以外部因素可以影响内脏，内脏病变也能反映于体表，在人体外部显现出特定的征象。

二是整体察病，见微知著。由于脏腑与形体五官间有相合、所主、开窍及经络络属等关系，人体局部与整体也是相互影响的。

三是分析综合，据证辨证。诊法所收集的病情资料是中医判断病证的主要证据。

四是四诊合参，去伪存真。因为辨证的依据来自诊法，所以要求对患者做周密的观察与全面的了解，为此必须四诊合参。

五是随机应变，动态察病。不同的疾病遵循着特定的规律不断发展变化，证候也在不断演变，其症状体征也相应处于动态变化之中。所以应随时把握病证的变化动态，辨证论治，这样才能防止疾病向严重发展，并获得最佳疗效。

1. 望诊

望诊是中医诊断疾病的重要方法之一，是观察患者全身和局部的神、色、形、态的方法。《丹溪心法·能会色脉可以万分》云："欲知其内者，当以观乎外；诊于外者，斯以知其内。盖有诸内者形诸外。"所谓审神气的存亡，可测生死；察色泽的善恶，形态的常变，可辨别疾病的轻重浅深。

望诊分为望神、望口唇、望指甲、望舌象等。其中望舌象是中医关于癌症诊断的重要内容，是中医辨证不可缺少的客观依据。"舌为心之窍"，通过经络气血与五脏六腑联系密切。望舌象的内容主要观察舌质、舌体、舌苔及舌下络脉。舌质分淡红舌、淡白舌、红绛舌、青紫舌等；舌体分胖大舌、齿痕舌、瘦薄舌、裂纹舌等；舌苔分薄白苔、腻苔、剥苔、滑苔、燥苔等；舌脉即舌下静脉，正常的舌下静脉仅隐现于舌下黏膜，舌脉长度均不超过舌下肉阜的 3/5，舌脉管径均不超过 2.7mm。近几年来研究发现舌下静脉与癌症的关系甚是密切。

2. 闻诊

闻诊包括听声音和嗅气味。癌症患者的闻诊主要包括以下几点。

（1）声音：若声音嘶哑，日渐加重，经抗感染治疗无效者，多为肺癌或纵隔肿瘤压迫喉返神经。

（2）呼吸：肿瘤患者的呼吸的强弱、快慢、长短也是观察的主要内容。若出现呼吸急促，动则加重，应考虑肺癌或纵隔肿瘤压迫或侵犯气管，或胸腔积液等。

（3）咳嗽：肺癌、纵隔肿瘤、食管癌或乳腺癌放射治疗后出现干咳、声音嘶哑，应考虑放射性肺炎。

（4）呕吐：食入即吐，应考虑食管癌或贲门癌；朝食暮吐或暮食朝吐，应考虑胃窦部癌，二者均为肿瘤引起的梗阻。

（5）嗅气味：宫颈癌或乳腺癌、黑色素瘤破溃之气味腥臭，上颌窦癌、喉癌及口腔肿瘤晚期溃破时，口中秽气腐臭难闻，多为肿瘤溃烂合并感染所致。

3. 问诊

问诊是了解病情、诊断疾病的重要方法。对癌症患者的问诊可以根据《景岳全书·十问篇》"一问寒热二问汗，三问头身四问便，五问饮食六胸腹，七聋八渴俱当辨，九问脉色察阴阳，十从气味神色见"，以了解患者的主诉、现病史及既往史。

对于癌症患者除上述问诊外，还要注意询问肿块、发热、疼痛、出血、消瘦等情况。同时应结合西医的诊断结果，病理类型、分期，既往采取的治疗方法，如是否手术切除，是根治切除还是姑息切除；是否进行放射治疗，放疗的部位和方法；化疗的具体方案，化疗几个周期，进行过几次化疗等，各种治疗的不良反应程度如何，治疗后的效果如何，以及与肿瘤相关的各种临床和实验室检查结果等，全面了解患者的诊治情况，对中医辨证论治都有很大的帮助。

4. 切诊

中医的切诊包括按诊和切脉两部分。按诊是指医生用手直接触摸按压患者某些部位，以了解局部冷热、润燥、软硬，有无压痛、肿块或其他异常变化，从而推断疾病部位、性质和病情轻重等情况的一种诊病方法。按诊是切诊的重要组成部分，在辨证中起至关重要的作用，是四诊中不容忽视的一环。由于恶性肿瘤多为有形实邪，因此，按诊在癌症诊断中更有其特殊的意义。

切脉即脉诊。脉诊是医生用手指切按患者的桡动脉脉搏以探测脉象，借以了解病情，辨别病症的诊断方法。由于肿瘤的生理、病理变化极为复杂，特别是中晚期的癌症患者，主要是脏腑器官功能低下或失调而发生各种病证，这些变化可不同程度地在脉象上反映出来。脉诊是中医学的一种独特的诊病方法，也是中医辨证的一个重要的依据，中医学的脉象有28种之多，癌症患者临床常见的脉象有沉、细、弱、弦、滑、数、浮、濡、涩、促、结、代等。

　　由于癌症患者的脉象比较复杂，临证必须四诊合参，才能正确诊断。一般来说，脉证相应，为顺，表示邪实正盛，正气尚可抗邪；若反见沉、细、弱，为脉证相反，为逆，说明邪盛正衰，易致邪陷转移。又如癌症晚期，正气已衰，脉见沉、细、微、弱，为顺；若脉象反见浮、洪、数、实，则表示正衰而邪不退，均属逆证。一般癌症在未转移之早期，见有余之脉为邪毒正盛，当用攻毒为主；若见不足之脉为正虚邪陷，当扶正祛邪。肿瘤已转移之中晚期，见不足之脉为正气已虚，宜用补虚为主；若见有余之脉，为正气虚而毒气盛，则当清火化毒。因此，脉诊可以揭示癌症患者邪正的盛衰，同时也可以为治疗预后提供依据。

第四节　中医关于癌症的治疗

一、中医关于癌症的治疗原则

1. 整体治疗和局部治疗相结合原则

　　癌症是由于人体免疫机能低下，内分泌功能失常等全身性的病理生理改变而引起的。癌症的病灶多数生长在人体的某个部位，癌细胞在局部失去控制，迅速生长，肆意侵犯邻近组织，这实际上是全身性疾病在局部的表现。患癌症以后，除了局部病灶的变化外，还会发生一系列的全身性改变。

　　中医治疗癌症有非常强调整体观念，认为癌症是全身性疾病的一个局部表现，癌症与人体之间是对立统一的辩证关系。因此，在治疗病灶的同时，还必须重视调整全身状况。对于一个癌症患者，治疗前必须先评估患者的全身功能状况，了解患者的精神状态、体质强弱、饮食好坏及各脏腑、气血的功能失调状态；同时，也要详细掌握肿瘤局部情况，如肿瘤的大小、肿瘤的部位、肿瘤的性质、肿瘤浸润转移情况，以便考虑如何治疗肿瘤病灶，或有无可能根治病灶。当整体情况较好时，治疗则侧重于局部肿瘤"攻毒祛邪"的治疗原则；而晚期癌症患者全身衰弱，或者肿瘤已经很大，或者已广泛转移时，则必须注重整体机能调节，采用"补益祛邪"的治疗原则。

2. 辨证与辨病相结合的原则

辨证论治是中医治疗疾病的主要方法。辨证就是通过望、闻、问、切四诊方法所得到的症状、体征，以中医理论为指导，进行整理、归纳、分析，并根据临床常用的八纲辨证、气血辨证、脏腑辨证等辨明癌症患者的病因病机、阴阳气血盛衰、经络脏腑虚实等，然后制订治疗方案。

临床上对于癌症的治疗而言，单纯辨证是不够的，还必须结合辨病。所谓辨病除了辨清中医学的病名诊断外，还要结合西医学各种诊断手段来明确病变部位、病理细胞类型、临床分期，确定疾病的诊断。这样通过辨证与辨病结合，病证合参，中西医明确诊断；在临床治疗中以辨证论治为基础，同时结合辨病，选择有抗癌作用的中草药配合使用，不但能够调整机体的抗病能力，而且能够针对性地抗肿瘤，从而提高中医治疗癌症的临床疗效。

3. 内治与外治相结合的原则

癌症是一种全身性的疾病，临床治疗癌症应从内治着手，结合外治和适度锻炼，才能达到较好的疗效。中医对于痈疽疮疡的外治，积累了丰富的经验，创立了许多有效的治疗方法和方药，除手术割治法切除外，还有许多外治方法，这些方法治疗体表肿瘤、皮肤癌、宫颈癌、乳腺癌、软组织恶性肿瘤等均取得了较好的疗效。部分肿瘤生长在体表或与外界相通的部位，如宫颈、阴道、直肠、肛门、口腔等，可以直接应用外治法，即在局部病灶部位予以各种外治药物以消除肿物，再配合相应的中药内服。中医常用外治法有敷贴法、祛腐法、系瘤法、枯瘤法等。

实践证明，中医治疗癌症，凡能内治与外治相结合，同时配合适宜患者的锻炼方法，往往会取得意想不到的疗效。如宫颈癌予以局部外用药治疗的同时，配合内服汤药，疗效显著。治疗皮肤癌在予以外用药（如皮癌净、五虎丹）的同时，再配合内服汤药，也能取得较好的效果。中医外治有丰富的经验，历代医家在癌症治疗上也创立了一些外治法。所以治疗癌症采取内治与外治相结合的原则能取得较好的疗效。

4. 扶正与祛邪相结合的原则

中医认为"邪能伤正""正能胜邪"，扶正与祛邪是中医最基本的治疗原则。扶正就是使用扶助正气的药物和治疗方法，配合适当的营养补充和功能锻炼，以增强体质和提高机体抵抗力，达到战胜疾病、恢复健康的目的。这种扶正治疗适用于以正虚为主的肿瘤患者。祛邪是使用攻逐毒邪的方药，或者运用针灸等各种治疗方法，祛除病邪，控制癌症，以达到邪去正复的目的，适用于以邪盛为主的病证。

扶正的方法有补气、补血、滋阴和温阳等，以及适当的营养补充和功能锻炼；祛邪的方法有清热解毒、化痰软坚、以毒攻毒等。由于癌症的病情复杂，而且变化迅速，不同时期邪正的消长在不断变化，应根据病情的具体变化，即正邪的虚实情况来确定采用先攻后补或先补后攻或攻补兼施的方案，力求攻邪不伤正，扶正不恋邪。一般来讲，在癌症的初期，正气尚未大衰，故治疗以祛邪为主，扶正为辅；癌症中期，正邪抗争剧烈，病情变化复杂，治疗往往采用攻补兼施；到癌症晚期，由于正气已虚，不耐攻伐，若仍急于祛邪，反易伤正，故此时治疗宜扶正为主，佐以祛邪。总之，在癌症治疗的过程中，应结合患者的具体情况，灵活运用扶正与祛邪相结合。

5. 治标与治本相结合的原则

治标、治本是两个相对的概念。从人体的抗癌能力和致癌因素来说，人体的抗癌能力是本，各种致癌因素是标；从致癌因素和各种症状而言，致癌因素是本，各种症状是标。从癌症的原发灶和转移灶来说，原发灶为本，转移灶为标。由于癌症的证候多种多样，病理变化极为复杂，病变过程有轻重缓急。因此，治疗癌症必须抓住病变的本质。在癌症治疗过程中，癌肿是病之本。但癌症并发的各种症状和疾病发生过程中出现的紧急危重的症状，有时可危及生命，如出血、发热、感染、胸腹腔大量积液、上腔静脉综合征以及呕吐、疼痛、腹胀、腹泻、脱水等均属"标"的范畴。此时若癌症患者的标病甚急，如不及时解决，可危及患者生命或影响疾病的治疗，则应采取先治其标病，后治本病。

　　所以在癌症的临床治疗中，应分清标本缓急，遵循"急者治其标，缓则治其本"的原则，对这些紧急危重症应先予及时治疗和对症处理，而后再行治疗肿瘤。如消化道肿瘤引起的出血，甚至休克，本病以肿瘤为本，出血为标，但消化道大出血会危及生命，治疗就应以止血为主，先治其标；待其出血得到控制之后，方可考虑针对肿瘤的治疗，再治其本。若癌症患者病情比较稳定，无危重紧急症状出现，就直接针对肿瘤本身治疗。同时在标本均急的情况下，必须标本兼治，以及标急治标，本急治本的原则。

二、中医关于癌症的治疗方法

1. 活血化瘀法

　　活血化瘀法是中医治疗瘀血证的独特方法，是一种促进血液运行、消散瘀血积聚的治疗方法。临床治疗癌症具有通行血脉，促进血行，消散瘀血，改善血液循环和抑制结缔组织增生，从而达到抑制肿瘤生长，以及消除癌肿等作用。中医学认为，癌症形成的病理机制与瘀血凝滞有着密切的关系，气机不畅、气血凝滞、气滞血瘀等都会导致癌症的发生和恶变。因此，活血化瘀法是一种治疗癌症的常用治疗法则。

　　临床上一般常用治疗癌症的活血化瘀药有地鳖虫、石见穿、郁金、三七、红花、穿山龙、穿山甲、丹参、桃仁、赤芍、乳香、没药、五灵脂、水蛭、牡丹皮、泽兰、益母草、牛膝、五灵脂、凌霄花、王不留行、刘寄奴、皂角刺等。在使用活血化瘀药时必须根据癌症的性质、部位和患者的体质，以及癌症的早、中、晚期等不同情况辨证运用。如癌症患者因为情志抑郁、肝气郁结而出现气滞血瘀，在使用丹参、赤芍、桃仁、红花等活血化瘀药的同时，还应适当地加些香附、木香、佛手、甘松、八月札等行气理气的药物，以增强活血化瘀的力量。又如一些中晚期癌症患者的体质比较虚弱，在使用活血化瘀药的同时可适当配伍一些党参、黄芪、白术、炙甘草等补气药一起应用。气行则血行，气滞则血滞，因此活血化瘀药与理气或补气药灵活配伍使用，在临床上治疗癌症有意想不到之功效。

西医学对活血化瘀药物的药理研究证实，许多药物有改善微循环、抗凝血、抑制癌细胞生长和转移、提高机体免疫功能，以及防止骨髓造血机能被化疗药物抑制等多种作用。

2. 清热解毒法

清热解毒法是一种将祛邪与扶正相结合，使用性味寒凉的清热解毒类药物治疗热毒所致实热证的方法，可使中医治疗癌症的疗效得到提高。清热解毒法适用于治疗邪热壅盛的癌症患者，特别是诸多中期、晚期的癌症患者常伴有肿块局部灼热疼痛、发热或五心烦热、口渴、便秘或便溏泄泻、舌苔黄腻、舌质红绛、脉数等热性证候，使用清热解毒药物可以清除热毒，消炎杀菌，防止热邪炽盛，耗损津液，以便达到祛邪扶正的目的。

临床上一般常用治疗癌症的清热解毒药有白花蛇舌草、半枝莲、石上柏、龙葵、七叶一枝花、蛇莓、鱼腥草、忍冬藤、紫花地丁、白英、蒲公英、山豆根、土茯苓、天葵子、苦参、凤尾草、马鞭草、冬凌草、紫草、藤梨根、红藤、黄芩、黄连、黄柏、野葡萄藤、水杨梅根等。在使用清热解毒药时，应根据病情辨证加减应用。如晚期肺癌患者，出现咳嗽、发热、胸痛、咯血等证候，辨证为邪热炽盛，热毒在肺，灼伤津液，患者由邪热炽盛转向阴液耗损，此时在使用白英、鱼腥草、夏枯草等清热解毒药的同时，须配合太子参、沙参、天门冬、麦门冬、知母等养阴清肺药，以及白及、白茅根、地骨皮等凉血止血药一起应用，才能改善病情。又如晚期肝癌患者，出现腹部胀满、肝区疼痛或刺痛，伴有恶心、呕吐、巩膜黄染、小便短赤、大便秘结、舌苔黄腻等肝郁化火、肝胆湿热的证候，此时在使用黄连、苦参、蒲公英、蚤休等清热解毒药的同时，须配合土茯苓、薏苡仁、茯苓、泽泻等清热利湿药一起应用，才可能改善症状。如热邪深入营血，又当与牡丹皮、生地黄、赤芍、白茅根、紫草根等清热凉血药一起应用。这样，清热解毒药才能在治疗癌症中起到较好的疗效。

西医学对清热解毒药物的药理研究证实，许多清热解毒药有抑制癌细胞生长作用，可以增强机体免疫机能，清除和减轻癌症毒素引起的中毒症状等作用。

3. 化痰软坚法

化痰软坚法是使用消痰通络、软坚散结和燥湿利湿的药物，治疗中医辨证属于痰湿凝聚类癌症的方法。中医所谓的"痰"，不仅包括咳嗽咳出的有形痰液（狭义的痰），还包括无形之痰（广义的痰），后者可引起眩晕、肿块、痰核、瘰疬、瘿瘤等病证，皆可使用化痰药物治疗。化痰软坚药物除了有化痰、化湿的作用外，还有消散和软化肿块的功效。所以临床上用于病机属痰湿凝聚的癌症外，对于一些癌症患者在病程某一阶段出现痰湿症状，如胸闷、身体困重、呕吐痰涎、咳嗽痰多、肿块经久不消等，皆可使用化痰软坚的药物治疗。

临床上一般常用的化痰软坚药有蛇六谷、猫爪草、夏枯草、泽泻、海藻、昆布、牡蛎、天南星、浙贝母、山慈菇、瓜蒌皮、瓜蒌仁、瓦楞子、海蛤壳、僵蚕、半夏、黄药子、白芥子等。在临床应用中，如同时出现胸脘痞闷、胃纳不佳、脾阳不振、痰湿内阻等症状，可加白术、茯苓、陈皮、枳壳等健脾理气的药物；若出现发热、咳嗽、胸闷、胸痛等气机不利的症状，应配伍桑叶、前胡、瓜蒌、桔梗、枳壳等清泄肺气药和化痰止咳药一起应用。在使用化痰软坚法治疗癌症时，必须认识到痰既是病理产物，又是致病因素，因此在治疗时不能孤立地从一个症状来诊断，而应将所有的症状联系起来，分清痰的性质、部位和疾病的主次，或消其痰，或利其气，或泄其热，或两者兼顾，随症加减，灵活应用。

西医学对化痰软坚药物的药理研究证实，许多化痰软坚的药物与清热解毒、理气化痰、活血化瘀的药物结合使用，可以加强祛邪之力，在人体建立一个气血通畅的稳定内环境，从而控制癌症的生长和转移，达到祛邪目的。

4. 理气散结法

理气散结法是治疗因气机失畅引起的，在中医辨证属于气滞类癌症的方法。"气"既是功能，又是人体精微物质的基础。气的功能活动称为气机，表现为升降出入，运行全身，增强或调节各组织器官的功能和补充供给各组织器官所需要的营养物质。气行则血行，气滞则血滞，气滞可导致血凝。气血凝滞，情志抑郁，饮食失调，感受外邪，以及外伤等均可引起人体某一部分的气机流通发生障碍，有关脏腑或经络就会出现一系列病理变化，日久则引发气滞类癌症。气滞证的临床表现可有胸闷，胸胁胀痛，胃脘及腹部胀痛，吞咽困难，气急，咳嗽，嗳气呃逆，呕恶，乳房胀痛，肿块作胀，里急后重，脉弦滑或细弦，苔薄白等。

临床上一般常用的理气散结药有八月札、徐长卿、香附、陈皮、延胡索、砂仁、木香、川楝子、青皮、乌药、枳壳、枳实、槟榔、苏梗、玫瑰花、月季花、绿萼梅、旋覆花、降香等。在具体临证治疗气滞类的癌症患者时，则应以辨证为基础，根据不同病症、不同部位灵活应用，适当配伍。如气滞而兼痰凝的癌症患者，就应配伍半夏、天南星、昆布、海藻、浙贝母等化痰软坚药一起应用；如气滞而兼血瘀的癌症患者，在使用理气散结药的同时就应配伍丹参、赤芍、桃仁、红花、三棱、莪术等活血化瘀药一起应用；如气虚兼气滞的癌症患者，就应配伍黄芪、党参、甘草、扁豆等药一起应用；如气滞而兼湿阻的癌症患者，就应配伍苍术、白术、薏苡仁、茯苓等化湿利湿药一起应用。临床治疗时需要注意理气散结药大多辛香而燥，重用久用，容易耗气伤津，损耗阴液，故阴虚火旺者应节制使用。

临床研究发现，肿瘤患者常有不同程度的气滞、气郁的表现。如胃癌、食管癌的患者多见胸脘胀闷、嗳气、疼痛等症；肠癌患者常出现下腹部胀痛、大便里急后重等症；乳腺癌患者常出现肝气郁结、乳房胀痛等，以上都与气滞、气郁有关。因此，在治疗癌症的临床时，应重视气滞这一环节，灵活使用理气散结法，不但可以调节脏腑功能，改善气血循环，而且可以大大提高治疗癌症的效果。

5. 以毒攻毒法

以毒攻毒法是在保证用药安全的前提下，对症使用适量的有毒药物治疗癌症的一种方法。邪毒瘀结是所有癌症的共同病理特征，毒陷邪深，非攻不克，临床使用有毒药物治之，可直达病所，起到攻坚蚀疮、破瘀散结、消肿除块之功效。在治疗各种恶性肿瘤的治则中，以毒攻毒法一直受到历代医家的重视，以毒攻毒法的运用是在中医学"邪去则正安"的基础上发展充实起来的。在中医的历史上，很早就有"免疫"的思想，这就是"以毒攻毒"的治病方法。如狂犬病疫苗，就是将制成的病毒疫苗用来预防和医治狂犬病毒；还有天花"痘接种法"，都是"以毒攻毒"这一方法在运用上的里程碑，开创了人类预防接种、抗生素研制和现代免疫学发展的先河。

临床上一般常用的以毒攻毒药有蟾酥、蜈蚣、马钱子、黄药子、杏仁、桃仁、全蝎、生南星、生半夏、斑蝥、莪术、三棱、露蜂房、水蛭、鸦胆子、八角莲、砒石、独角莲、轻粉、雄黄、硇砂、生附子等。中药有毒成分也可能是治病的有效成分，即以毒攻毒。应用中药不论有毒无毒，关键是看它能否对症治疗。熟悉并掌握有毒药物的毒性强弱，对于确保临床安全用药具有重要意义。在应用有毒药物时要针对癌症患者的体质强弱、疾病部位的深浅，恰当选择药物并确定剂量，不可过服，以防止蓄积中毒。《仁斋直指附遗方论·发癌方论》曰："癌者上高下深，岩穴之状，颗颗累垂……毒根深藏，穿孔透里。"这里对癌瘤的形状进行了描绘，指出如"岩穴之状"，说明癌的表面是不平整的，且质地较坚硬，所以治疗上可以使用以毒攻毒的方法。

以毒攻毒法在临床上的应用是在患者体质尚好、耐攻伐的情况下采用较安全的剂量运用的。用之得当，往往收到奇效。临床上灵活、对症下药，使用部分有毒中药的有效成分治疗癌症，可取得较好的疗效。

6. 培元扶正法

培元扶正法是临床上在治疗癌症适当使用补益类药物或饮食调养、放松心情、养生锻炼等，达到调节人体阴阳平衡、增强脏腑功能、增进气血循环功效的一种治疗方法。中医的"补之、调之、和之、益之"等法都属于培元扶正的范畴，其治疗原则是"形不足者，温之以气；精不足者，补之以味""损其肺者，益其气；损其心者，调其营卫；损其脾者，调其饮食，适其温寒；损其肝者，缓其中；损其肾者，益其精"。培元扶正法，补五脏之气并使之平衡运转，是中医治疗癌症的根本大法之一。

临床上常用的扶正培元的药有人参、天花粉、西洋参、生地黄、党参、茯苓、熟地黄、黄芪、白术、沙参、薏苡仁、玄参、太子参、麦冬、大枣、山药、天冬、枸杞子、补骨脂、黄精、附子、女贞子、何首乌、石斛、五味子、玉竹、阿胶、肉桂、菟丝子、鳖甲、龟甲胶、鹿角胶等。任何一种癌症的发生均会影响气血的正常循行，气血流通受阻，瘀血停滞，患者慢慢出现脏腑虚衰，精气神亏耗，从而形成恶性循环，最终导致死亡。元气能推动人体的生长和发育，温煦和激发各个脏腑、经络等组织器官的生理活动。所以说，元气是生命活动的原动力，是维持生命活动的最基本物质。培元是为了"培补元气"，通过培元扶正可以改善新陈代谢，全面提高身体各组织器官的功能，增强人体的免疫力，从而提高治疗癌症的疗效。

西医学对培元扶正药物的药理研究证实，许多扶正培元的药物可以提高机体的免疫功能、增强垂体—肾上腺皮质功能、增强骨髓的造血功能等，还可减轻放、化疗的毒副反应，并对放、化疗有增效的作用。所以，培元扶正法是一种卓有成效的主要抗癌法则之一。

第四章
治疗篇

第一节　脑癌

【概述与症状】

脑癌在中医学中属于"头痛""头风""厥逆""目盲""癫痫"等病证的范畴。

中医学认为，脑癌发病的病位在脑，与肝、脾、肾关系密切。"头为诸阳之会"，总司人之神明，最忌邪气侵犯。脑癌的形成，是由于人体正气虚弱或内伤七情时，外部邪毒乘虚而入，导致脏腑功能失调，瘀毒内结，机体发生脾肾阳虚、清阳不升，肝肾阴虚、虚风内动等病机变化，如此内外合邪共同作用而形成了脑癌。《黄帝内经》中就有关于脑癌的病因及症状的论述。如《素问·奇病论》曰："髓者以脑为主，脑逆故令头痛。"《灵枢·九针论》曰："四时八风之客于经络之中，为瘤病者也。"《灵枢·厥病》曰："真头痛，头痛甚，脑尽痛，手足青至节，死不治。"传说为华佗所著的《中藏经》曰："头目久痛，卒视不明者，死。"描述了脑癌患者始见头痛，继而目盲，最终不治而亡的具体症状。

西医学认为，脑癌是发生在头颅内的恶性肿瘤，可分为原发性脑癌和继发性脑癌。原发性脑癌多发生在儿童身上，一般以神经胶质瘤为主。儿童脑癌的发病率仅次于白血病。继发性脑癌是由其他部位转移至脑的转移性癌症，而一般来说，严重的鼻咽癌、肝癌、肾癌、乳腺癌、肺癌等，最后扩散成脑癌的现象也很常见。颅内肿瘤的发生部位往往与肿瘤类型有明显关系，胶质瘤好发于大脑半球，垂体瘤常常发生于鞍区，听神经瘤好发生于桥小脑角三角区，血管网织细胞瘤多发生于小脑半球，小脑蚓部好发髓母细胞瘤等。发生在头颅内的恶性脑癌生长较快，无包膜，界限不明显，呈浸润性生长；它会挤压、推移正常脑组织，造成颅内压升高，压迫脑组织，导致中枢神经损害，最终威胁生命。

90％以上的脑癌患者会出现颅内压升高的症状。

脑癌的具体表现如下。

1. 前额及颞部出现头痛，并伴有恶心、呕吐。

2. 视力减退及发生视乳头充血、边缘模糊的视乳头水肿。

3. 头晕、一过性黑蒙、猝倒、意识模糊、精神不安或淡漠，可发生癫痫，甚至昏迷。

4. 中度与重度急性颅内压升高时，常引起呼吸、脉搏减慢，血压升高。

脑癌是一种肿瘤细胞起源、病理结构、生物学特征和临床症状都比较特殊的肿瘤。近年来，脑癌的发病率呈上升趋势。据统计，颅内肿瘤的发病率约占肿瘤发病率的5％，而其他恶性肿瘤最终会有20％～30％转移至颅内。肝癌、胰腺癌因死亡率高一直争夺"癌王"位置，而脑癌由于发病隐匿、治疗效果差、恶化迅速、生存期短、死亡率高，治疗也极为棘手。

人们在日常生活中定期做体检，注意自己身体有无脑癌发生的征兆是非常有必要的。如果出现头痛、眩晕、不明原因呕吐、视盘水肿等不适，就需要到医院做具体的检查，确诊或排除脑癌。脑癌的诊断，以往主要依赖于临床症状、眼底检查、体征、脑电图检查、头颅 X 线的阳性结果，现在可采用脑部 CT 扫描。CT 检查简便快捷，易于显示病变大小、形态、数目、位置、密度和性质，且能明确解剖关系，是目前脑癌的主要诊断方法。磁共振显像（MRI）能显示出大多数的颅内肿瘤及瘤周水肿，可精确显示肿瘤的位置、大小和形态，因此适用于脑癌的早期诊断，在脑癌的诊断方法中是最有价值的。

【病因与病机】

中医学将脑癌的发病原因概括为内因和外因两种。内因为体质因素或易感因素，即机体的肾虚不充，髓海失养，肝肾同源，肾虚肝亦虚，肝风内动。外因为诱发因素或助长因素，六淫邪毒上扰清窍，直中脑窍或邪气客于上焦，气化不利，经脉不通，瘀血、瘀浊内停，内外合邪，上犯于脑，并留结而成块，发为脑癌。

中医关于脑癌的主要病机包括以下几方面。

1. 脾肾阳虚

脾胃居于机体中焦，为全身气机升降之枢纽，脾升则健，胃降则和，脾健胃和、升降有序，则全身气机通畅。脾虚痰湿内阻，则清阳不升、浊阴不降，导致痰浊上扰清窍，痰毒凝结形成脑癌。

2. 肝肾阴虚

肾主骨生髓，脑为髓海，若肾精亏虚则髓海失养，肝肾亏损，邪火内灼阴液，导致肝肾阴液耗损，阴虚则肝火内动，夹痰上扰清窍，积聚而成脑癌。

3. 瘀毒内结

脑喜轻灵，而恶壅滞。若肝失疏泄，脾失运化，气机失畅，湿则生痰，日久生瘀，痰瘀互结酿毒，上犯清窍，积聚而成脑癌。

【辨证与论治】

1. 痰瘀内阻证

证候：头痛昏胀，眩晕目眩，视物模糊，肢体麻木，呕吐痰涎，或见瘫痪，或见失语，舌苔薄腻，脉弦细或弦滑。

治法：化痰祛瘀，软坚散结。

常用药物：法半夏、僵蚕、茯苓、陈皮、丹参、钩藤、川芎、天葵子、云雾草、瓜蒌仁、蟾酥、昆布、海藻、地鳖虫、当归、分心木等。

2. 脾肾阳虚证

证候：头痛头晕，耳鸣目眩，腰膝酸软，神疲乏力，气短懒言，苔薄，脉沉细无力。

治法：温补脾肾，健脑补髓。

常用药物：石菖蒲、党参、天葵子、肉苁蓉、干姜、远志、白术、茯苓、淫羊藿、蛇莓、山萸肉、杭白芍、大枣、猫爪草、薄荷等。

3. 肝肾阴虚证

证候：头痛目眩，视物昏花，易怒烦躁，手足心烦热，舌红少苔，脉弦而细数。

治法：滋阴潜阳，滋补肝肾。

常用药物：女贞子、菟丝子、枸杞子、生地黄、熟地黄、杭白芍、夏枯草、炙龟甲、酸枣仁、山萸肉、龙葵、菊花、生牡蛎、炙黄芪、广陈皮等。

4. 瘀毒内结证

证候：头痛头胀，肢体麻木，恶心呕吐，神志模糊，身重乏倦，或失语，或半身不遂，苔白厚腻，脉滑或细数。

治法：清热散结，化痰开窍。

常用药物：山慈菇、法半夏、七叶一枝花、姜竹茹、炒白术、西洋参、全蝎、石菖蒲、车前子、白英、象贝母、白芷、川芎、白蒺藜、蝉蜕等。

另以"安宫牛黄丸"分次吞服。

【脑癌的西医治疗】

临床上对于颅内良性肿瘤，手术是最为有效的治疗方法。对于颅内良性肿瘤，采用手术完全切除，患者的存活率也较高，如大脑或小脑星状细胞瘤、蝶鞍颅咽管瘤、脑室脉络丛瘤等，不需进行放射线或化学药物治疗，复发率低，但需定期做 CT 或 MRI 复检。未能以手术全部切除的残余良性瘤可视情况予以观察追踪，或随即使用化学药物治疗，或放射线治疗。

对于颅内恶性脑癌，如退行性星状细胞瘤、髓母细胞瘤、脑室膜瘤、畸胎瘤等能够完全切除或接近完全切除者，预后较佳，但必须加上放射治疗及或化学药物治疗，方能达到控制肿瘤生长的目的。由于脑部血脑屏障（BBB）的特殊结构，脑癌的化学治疗受到许多限制，任何化疗药物只能借助药物的脂溶性通过血管内膜细胞，进而进入肿瘤细胞产生作用，这样的模式影响了药物作用的效率。放射线治疗是最常见的颅内肿瘤辅助治疗手段，一般于手术后 1～2 周开始。放射线治疗主要利用肿瘤细胞对放射线比较敏感的特性，一般治疗 4～8 周，会依据不同的颅内肿瘤病理诊断、分化程度及影像医学检查结果决定照射的范围及剂量。对许多恶性肿瘤及无法安全切除的深部位良性瘤来说，放射线治疗是一种有效的方法。目前，放射线治疗已发展至随形或定位方式，包括直线加速器的放射治疗、γ 射线定位放射手术、光子刀等。但部分恶性脑癌仍需进行大范围脑部放射线治疗或全颅及脊椎放射治疗。

恶性颅内肿瘤通常沿神经纤维呈浸润性生长，手术治疗不能完全切除，一般西医治疗都是采用手术治疗、放射治疗、化学治疗等综合性治疗。

【脑癌的个人治疗心得】

1. 中成药：平消胶囊、康莱特注射液、鸦胆子油软胶囊、鸦胆子油乳注射液、蟾酥注射液等。

2. 自拟方一：枸杞子、天麻、法半夏、白术、竹茹、茯苓、双钩藤、薏苡仁、炒扁豆、山药、女贞子、杜仲、续断。每日 1 剂，每剂煎两次，饭后半小时之后内服，早晚各服 1 次。3 个月为一疗程。

3. 自拟方二：炮山甲 60g，轻粉、郁金 120g，血竭、蛤粉、雄黄各 20g，硇砂、荆芥穗、急性子、川芎、乳香、没药、朱砂、杜仲、全蝎、黑芝麻、丁香、天麻、双钩藤、白及、青礞石各30g，苍术、琥珀、白芷、川军、蝉蜕各45g，蜈蚣10条，斑蝥30g，蝉蜕、麝香各9g。以上共研细末，炼蜜为丸，每丸9g。每日两次，每次1丸，温水送服。

【脑癌的养生锻炼功法】

功法1：

预备式：站立，两脚分开与肩宽，两腿微屈，两臂自然垂于身体两侧，两目微闭，神凝气和。

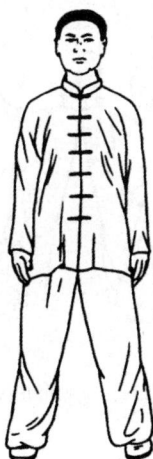

头慢慢向左歪，再慢慢向右歪，左右慢慢晃动36次（身不可动摇）。

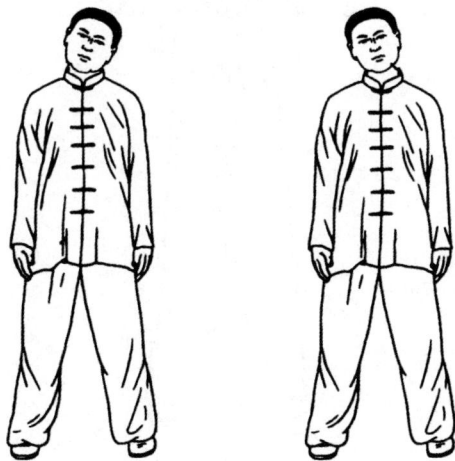

　　然后头先向前低垂，然后向右、向后、向左，再向前下，做顺时针方向旋转，旋转1周为1次。同动作，方向相反，头做逆时针方向旋转1周。顺逆交替练习36次。

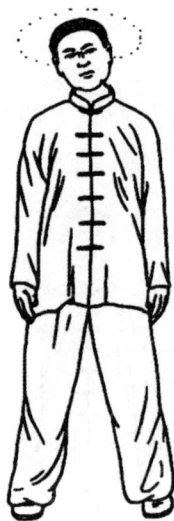

　　接着用双手指尖做梳头动作，由前向后，由头中缝向两边，反复梳磨，做36次。

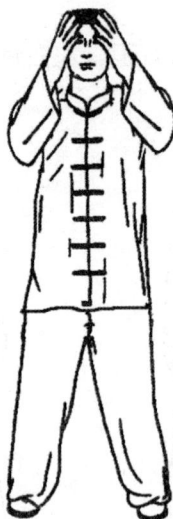

再用食指、拇指捏住耳朵中部，先下后上，按摩耳轮，继而捏住耳垂，向下拽拉，两指松开。做 36 次，以耳轮微微发热为度。

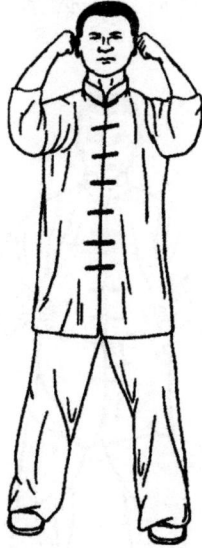

然后以两手掌掩耳，使手指拊于脑后，食指压中指，食指从中指上滑下，敲脑作响，连敲 36 响。

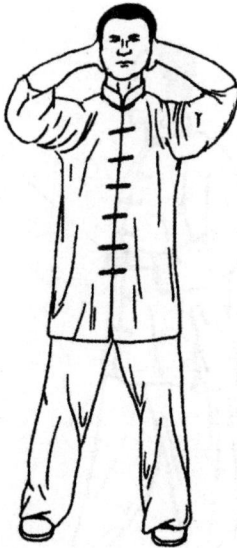

功法 2：

预备式：站立，两脚分开与肩宽，两腿微屈，两臂自然垂于身体两侧，两目微闭，神凝气和。然后两手握拳，屈肘抱于腰间。眼平视前方，吸气，此为起式。

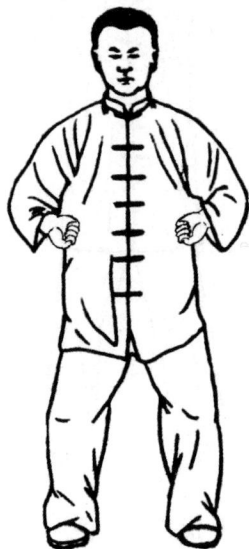

两脚不动，上体缓缓左转 90°。

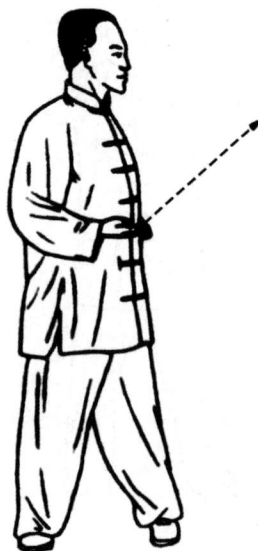

右拳变掌由腰间向前穿出，约与肩同高，掌心向上，掌尖向前，两目渐渐圆睁，目视右掌伸出方向。

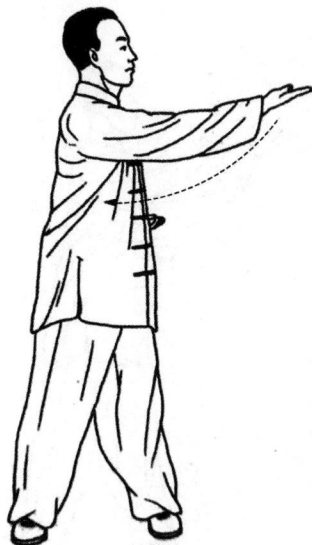

右掌沿原路收回腰间，同时，身体转回向正前方，目视前方。

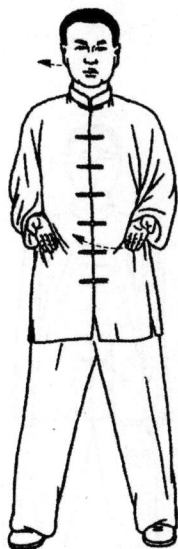

上体缓缓右转 90°。左拳变掌，由腰间缓缓向前穿出，约与肩同

高，掌心向上，掌尖向前，两目渐渐圆睁，目视左掌伸出方左掌沿原路收回腰间，同时，身体转回向正前方，目视前下方。如此练习时，左右交替练习各 18 次。

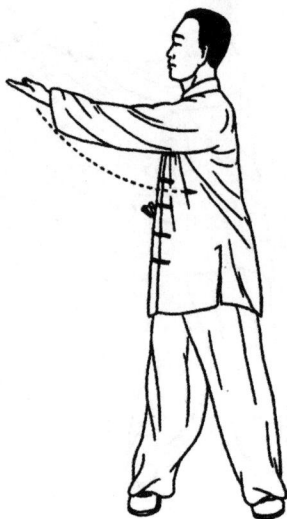

功法 3：

预备式：站立，两脚分开与肩宽，两腿微屈，两臂自然垂于身体两侧，两目微闭，神凝气和。

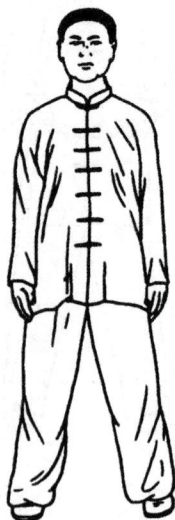

　　然后两手外旋同时守小腹前（丹田），手与腹间距约一横拳，掌心向上，中指尖相对而靠，小指在里。同时头向前下低，眼视脚面，同时呼气。

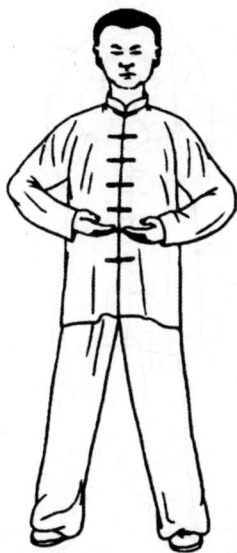

　　接着，两手同时屈肘沿胸腹中线向上提捧至胸前（膻中穴）处。

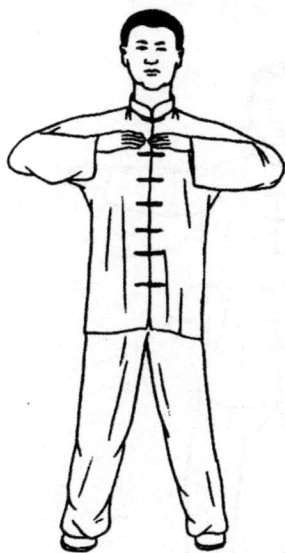

　　然后两手同时外旋，手心向外、向上经面前直臂翻举至头顶上方，手心向上，中指尖相对同时用力向后，仰面抬头至最大限度，再将下颌向上伸拔片刻。眼视头顶天空，同时吸气。

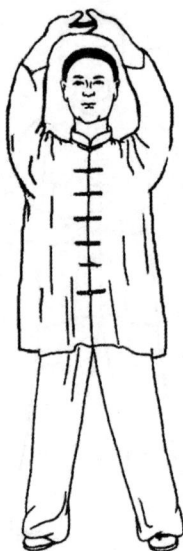

　　两手向左右两侧直臂分落于大腿两侧，头部向前还正，复原为起式，呼气。如此交替练习 36 次。

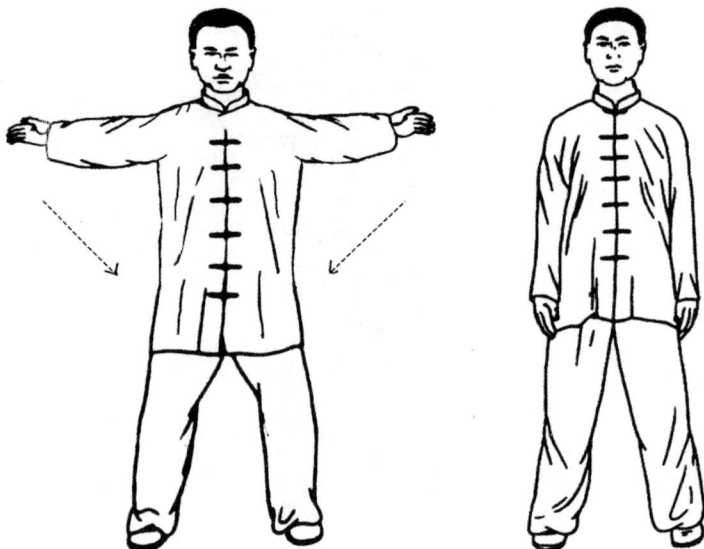

第二节　鼻咽癌

【概述与症状】

鼻咽癌在中医学中属于"鼻渊""真头痛""石上疽""鼻痔""控脑砂""恶核""失荣"等病证的范畴。

中医学认为，鼻咽癌发病的病位在鼻，与肺、肝、脾关系密切。鼻咽癌的形成，是人体正气不足、情志失调、饮食失节、脏腑失养、感受时邪热毒所致。我国古代的中医典籍中就有不少关于鼻咽癌的论述。如唐代孙思邈《千金要方》中"恶核……多起岭表，中土鲜有。南方人所食杂类繁多……必遭其毒"，是对鼻咽癌发病地域性特点的最早记载。明代陈实功《外科正宗·卷四》曰："失荣者……其患多生肩之以上，初起微肿，皮色不变，日久渐大。坚硬如石，推之不移，按之不动。半载一年，方生阴痛，气血渐衰，形容瘦削……平生疙瘩，愈久愈大，越溃越坚，犯此俱为不治。"

西医学认为：鼻咽癌是原发于鼻腔黏膜被覆上皮的恶性肿瘤，是头颈部常见的恶性肿瘤。鼻咽癌常发生于鼻咽后壁的顶部，其次为侧壁。其原发于鼻咽部，与周围组织关系密切和复杂，因此肿瘤在局部可侵入颅底、咽旁、鼻腔及口腔等。鼻咽癌发病具有明显的地区聚集性，我国的广东、广西、福建、湖南、江西等省，以及东南亚国家的发病率比较高。据统计，全世界80%左右的鼻咽癌发生在中国。

鼻咽癌具体表现如下。

1. 早晨起床后常发生鼻出血，血量不多，并伴有单侧持续性鼻塞。

2. 单侧或双侧耳鸣、听力减退及耳内有闭塞感。

3. 头痛是鼻咽癌最常见的初发症状，也是中、晚期鼻咽癌患者必有的症状之一，头痛部位多在额部、颞部或枕部。

4. 部分患者会出现复视、面麻，70% ~ 80% 的患者颈部较早出现质硬而固定的淋巴结转移灶。

鼻咽癌的形体分为结节型、菜花型、黏膜下型、浸润型和溃疡型 5 种。现代组织学将鼻咽癌分为原位癌和浸润癌两种，浸润癌又分微小浸润癌、鳞状细胞癌、腺癌、泡状核细胞癌和未分化癌。

诊断鼻咽癌除了根据临床表现外，还需借助现代各项检查手段。鼻咽镜检查是鼻咽癌诊断最常用的方法，可以发现鼻咽侧壁、鼻后孔或鼻咽顶等处的病灶。脱落细胞检查和鼻咽部活检是确诊鼻咽癌的主要手段。有对鼻咽部肿块穿刺、颈部肿块穿刺取得细胞做细胞学或病理学检查，以及 EB 病毒血清学检测、鼻咽侧位 X 线、颅底 X 线及 CT 检查、B 型超声波检查和磁共振成像检查，都有助于鼻咽癌的诊断和分期。CT 扫描有较高的分辨率，不仅能显示鼻咽部表层结构的改变，还能显示鼻咽癌向周围结构及咽旁间隙浸润的情况，对颅底骨质及向颅内侵犯情况亦显示较清晰、准确。磁共振即 MRI 检查对软组织的分辨率比 CT 检查高。MRI 检查可以确定肿瘤的部位、范围及对邻近结构的侵犯情况，还可以鉴别放疗后的组织纤维化和复发的肿瘤。

【病因与病机】

中医学将鼻咽癌的发病原因概括为内因和外因两种。内因为机体气血失畅、经脉阻滞，导致正气不足和亏虚，情志失调，肝郁犯脾、郁而化火等，《外科正宗》曰："忧郁伤肝，思虑伤脾，积想在心，所愿不得志者，致经络痞涩，聚结成核。"或因为饮食不节，损伤脾胃，脾不化湿，水湿内停，聚痰化火，痰火互结，病发鼻咽癌。外因为机体外感风、寒、暑、湿、燥、火六淫，肺经受热，宣发肃降功能失调，热灼熬液成痰，痰与火结，瘀阻火结，痰阻肺络，肺开窍于鼻，肺气瘀阻聚鼻成肿而病发鼻咽癌。

中医关于鼻咽癌的主要病机有以下几方面。

1. 气滞血瘀

情志不遂，怒气伤肝，肝失疏泄，气机不畅，血行受阻，气滞血瘀积结于鼻，形成肿块。

2. 阴津亏损

先天禀赋不足，或后天脾胃失调，以致肝肾不足，肺胃阴虚，阴虚火旺，耗损阴津，熬津为痰，痰毒凝滞积结于鼻，形成肿块。

3. 肺热壅盛

肺开窍于鼻，肺气利则鼻气通，风热邪毒犯肺，肺热痰火蕴结，肺气不利，邪火循太阳经而至鼻，肺热痰火互结，形成肿块。

【辨证与论治】

1. 气滞血瘀证

证候：鼻塞胸闷，呼吸不利，鼻涕带血，耳内胀闷，烦躁易怒，或有头痛、眩晕，或有耳鸣、耳聋，舌暗偏紫，苔薄白，脉弦涩。

治法：疏肝理气，化瘀散结。

常用药物：柴胡、龙胆草、七叶一枝花、八月札、石上柏、赤芍、郁金、川芎、石见穿、苍耳子、丹参、黄芩、香附、蜂房、茜草根等。

2. 肺热痰凝证

证候：鼻塞流涕，鼻衄色暗，口苦咽燥，咳嗽痰黄，纳呆，便秘，舌暗苔腻，脉弦数或滑数。

治法：宣肺解毒，化痰散结。

常用药物：土茯苓、连翘、金银花、杭菊花、杏仁、黄芩、川贝母、制半夏、山慈菇、鸡内金、石上柏、瓜蒌仁、厚朴、辛夷花、半枝莲等。

3. 痰毒蕴结证

证候：鼻塞流涕，鼻衄，痰多黏腻，涕液黏腻，颈部肿核显露，精神抑郁，头晕胸闷，舌淡红，苔厚腻，脉滑数。

治法：化瘀软坚，消肿解毒。

常用药物：生牡蛎、海藻、天葵子、苍耳子、夏枯草、浙贝母、山豆根、牛蒡子、半枝莲、当归、牡丹皮、生南星、制半夏、煅龙齿、地胆草等。

4. 气血两虚证

证候：鼻衄鼻塞，头痛头晕，形体消瘦，面容憔悴，颈部肿块，心悸，纳少，肢冷，恶寒，舌红绛，苔少或无苔，脉沉细。

治法：养血补气，养营散结。

常用药物：人参、山药、白术、熟地黄、石上柏、不出林、苍耳子、茯苓、当归、白芍、女贞子、何首乌、五爪龙、石斛、猫爪草等。

【鼻咽癌的西医治疗】

西医对鼻咽癌的治疗方法，一般都是采用手术治疗、放射治疗、化学治疗等综合性治疗。

手术治疗适用于鼻咽部局限性病变经放疗后不消退或复发者；颈部转移性淋巴结，放疗后不消退，呈活动的孤立性包快。鼻咽部原发灶已控制者，可行颈淋巴结清扫术。手术治疗禁忌证为有颅底骨质破坏或鼻咽旁浸润，脑神经损害或远处转移以及全身情况欠佳或肝功能、肾功能不良者。

放射治疗是鼻咽癌的主要治疗手段，其对鼻咽部癌灶、颈部肿大的淋巴结大多数有控制和缩小肿瘤的作用。但是对于较高分化癌、病程较晚以及放疗后复发的病例，手术切除和化学药物治疗亦属于不可缺少的手段。

化学药物治疗主要用于中、晚期病例。对于放疗后未能控制及复发者，化疗是一种辅助性或姑息性的治疗。化疗常用的给药方式有 3 种。

1. 全身化疗

可口服、肌内注射或静脉注射。常用药物有氮芥、环磷酰胺、5 - 氟尿嘧啶、博来霉素、噻替哌等。可单独用某种药物或联合用药。

2. 半身化疗

半身化疗是压迫腹主动脉，暂时阻断下半身血液循环，从上肢静脉快速注射氮芥的疗法。氮芥注入体内 2~3 分钟后便产生效应，15 分钟后药力减少一半，这样既可以提高上半身药物浓度，又可以保护下半身骨髓造血功能。

3. 动脉插管化疗

可增加鼻咽部药物浓度，减少全身副作用。采用从颞浅动脉或面动脉逆行插管的方法，注入抗癌药物。对于早期包括单个较小的颈深上组淋巴结转移病例、晚期有脑神经受累的病例，或者放疗后鼻咽部局部残存或复发病例，均有一定的近期疗效。常用的抗癌药物有 5-氟尿嘧啶、平阳霉素、顺铂等。

此外还有免疫治疗，应用干扰素诱导剂、植物血凝素等，目前仍处于探索阶段。

局部晚期鼻咽癌、复发或转移鼻咽癌的患者，采取化疗、放疗和中药结合治疗，可有效减轻化疗、放疗的毒副作用，提高鼻咽癌原发灶和颈部淋巴结转移灶的局控率，减少远处转移，并可延长患者寿命，提高患者的生存质量。

【鼻咽癌的个人治疗心得】

1. 中成药：复方苦参注射液（岩舒）、平消胶囊、艾迪注射液、贞芪扶正颗粒、复方红豆杉胶囊等。

2. 鼻咽癌吹鼻散：甘遂末、甜瓜蒂各 3g，硼砂 1.5g，飞辰砂 1.5g。上药共研为末，每日适量吹入鼻内，切勿入口。

3. 鼻咽癌吹喉散：取桂圆核烧炭存性研末，加适量麝香、冰片混合，每日数次，适量吹喉内。

【鼻咽癌的养生锻炼功法】

功法 1：

预备式：站立，两脚分开与肩宽，两腿微屈，两臂自然垂于身体两

侧，两目微闭，神凝气和。

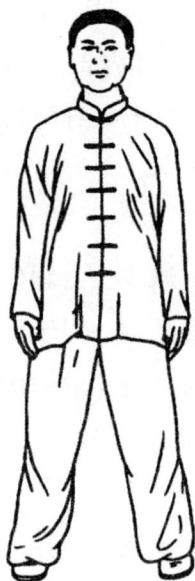

　　首先以双手覆于面颊，从下向上、从里向外搓摩面部，做 36 次，以面颊皮肤感觉微微发热为度。

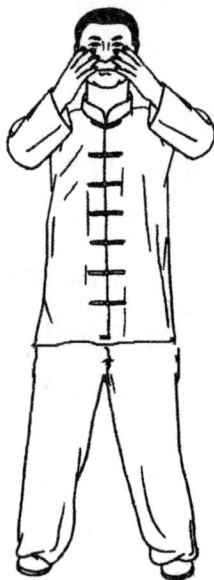

接着用两个食指放在鼻翼两旁的迎香穴上，上下来回按摩 36 次，以局部皮肤发热为度。

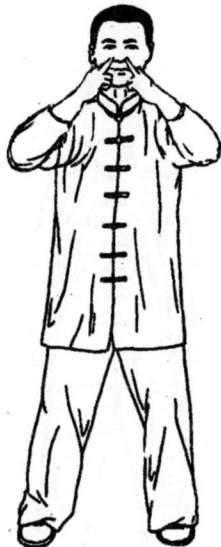

最后向前平舒两臂，掌心向前，指尖向上，两臂挺直，双掌在胸前一推一拉，自觉膈上（胸腔内）荡动，如此推拉 36 次。

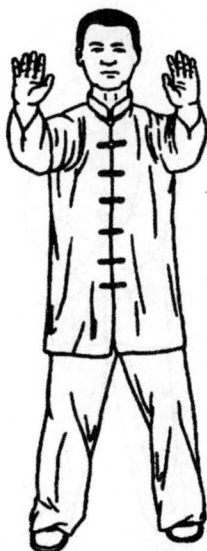

功法 2：

预备式：站立，两脚分开与肩宽，两腿微屈，两臂自然垂于身体两侧，两目微闭，神凝气和。

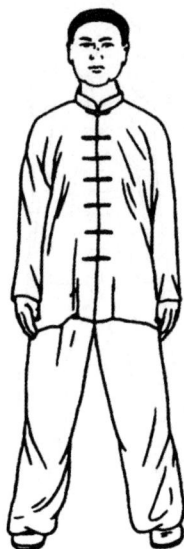

然后徐徐以鼻深吸气，同时两手在腹前交叉。

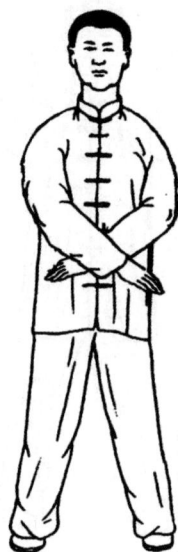

两手慢慢上举至头顶上方交叉，掌心朝上。

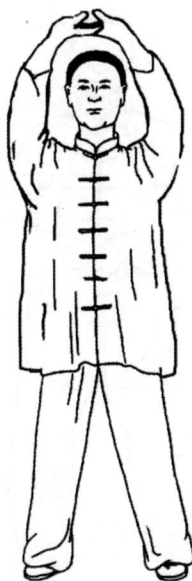

徐徐用口呼气，同时双臂分开，经身体两侧下落至腹前交叉，掌心朝向腹部。

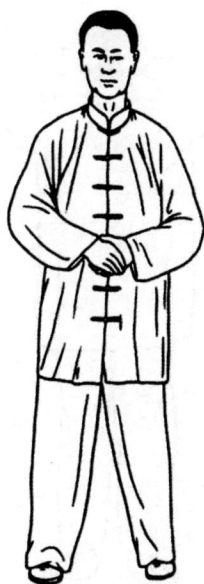

屈膝下蹲，操练 36 次。

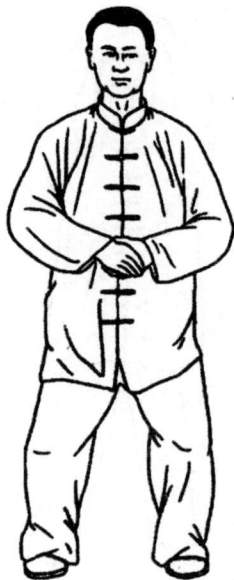

接着抱住后脑勺，左右转身，每侧各转 36 次，这样可以使胸部慢慢扩展。

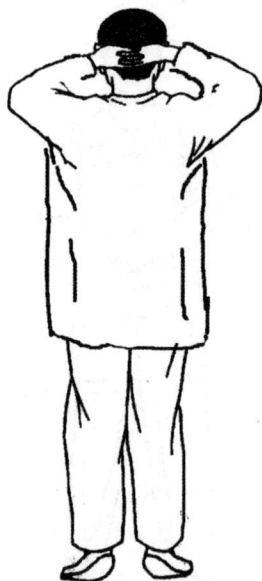

功法3：

预备式：站立，两脚分开与肩宽，两腿微屈，两臂自然垂于身体两侧，两目微闭，神凝气和。

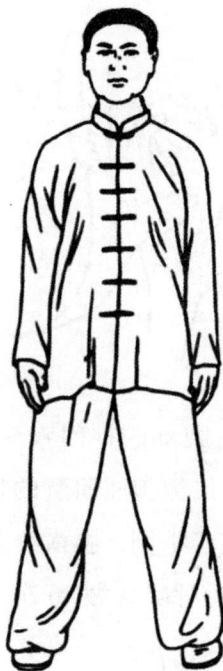

　　然后双手拇指按住耳根下部的翳风穴（手少阳三焦经的穴位，位于耳垂后耳根部，颞骨乳突与下颌骨下颌支后缘间凹陷处），其余手指按住左右太阳穴（头部的经外奇穴，在眉梢与目外眦之间，向后约一横指的凹陷中），稍稍用力按揉36次。随后用双手拇指、食指稍稍用力提捏后脑的风府（人体督脉之穴位，在颈部，当后发际正中直上1寸，枕外隆凸直下，两侧斜方肌之间凹陷处）、风池（足少阳胆经之穴位，在颈后部，枕骨之下，胸锁乳突肌上端与斜方肌上端之间的凹陷处）、哑门（人体督脉之穴位，在颈部，后发际正中直上0.5寸，第一颈椎下）、天柱（足太阳膀胱经的穴位，在颈部，大筋即斜方肌外缘之后发际凹陷中，约后发际正中旁开

1.3 寸处）四穴各 36 次。

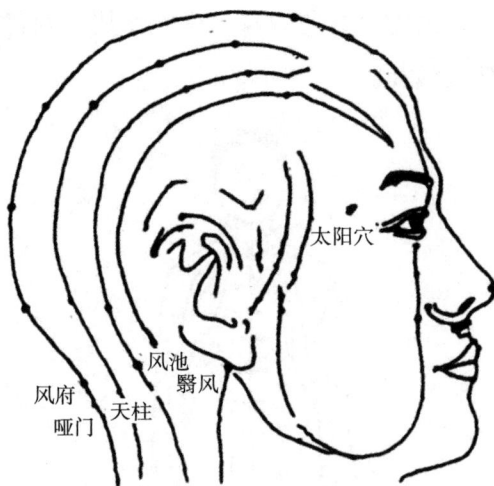

　　再用双手拇指点按左右腕部的神门穴（手少阴心经的穴位，位于腕部，腕掌侧横纹尺侧端，尺侧腕屈肌腱的桡侧凹陷处）、内关穴（手厥阴心包经的穴位，位于前臂掌侧，腕横纹上 2 寸，在桡侧腕屈肌腱同掌长肌腱之间），此时配合深呼吸各做 36 次。

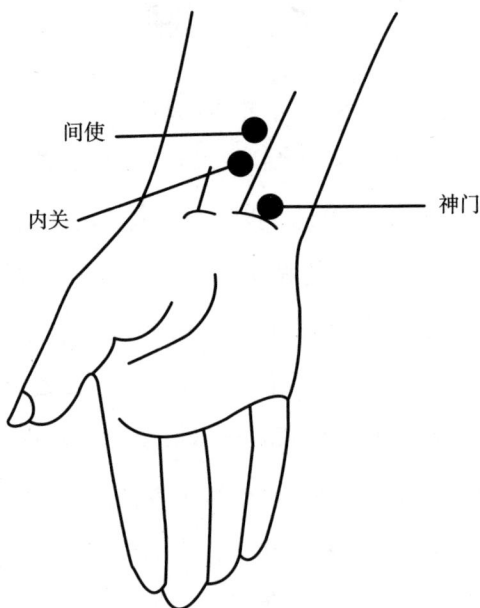

第三节　喉癌

【概述与症状】

喉癌在中医学中属于"喉疳""喉菌""喉百叶"等病的范畴。

中医学认为，喉癌发病的病位在咽喉，与肺、肝、脾、肾关系密切。喉癌的形成，是人体肝肾不足、肺经郁热、脾失健运、饮食失节、痰浊内停、凝聚于喉所致。我国古代的中医典籍中有不少关于喉癌的论述。如《医宗金鉴》曰："此证一名阴虚喉疳，初觉咽嗌干燥……日久其色紫暗不鲜，颇似冻榴子色……肿痛日增，破烂腐衣，叠若虾皮，声音雌哑，喘急多痰，臭腐蚀延，其疼倍增，妨碍饮食……"《咽喉脉证通论·喉菌》对喉菌描述曰："上蒸于喉，结成如菌，面厚而紫，软如猪肺，或微痛，或木而不痛，梗塞喉间，饮食有碍。"《喉科指掌》曰："生于喉内，状如浮萍，略高而厚，色紫。"《囊秘喉书》称"喉百叶"是"咽喉中有肉，层层相叠，渐肿有孔出臭气"。

西医学所说喉癌是指发生在人体喉部的恶性肿瘤，是耳鼻喉科常见的恶性肿瘤之一。喉癌分原发性和继发性两种。原发性喉癌指原发部位在喉部的肿瘤，以鳞状细胞癌最为常见。继发性喉癌指由来自其他部位的恶性肿瘤转移至喉部的肿瘤，较为少见。喉癌的症状主要为声嘶、呼吸困难、咳嗽、吞咽困难、颈部淋巴结转移等。喉癌的发病有明显的性别差异，男性多于女性。据统计，我国喉癌患者中男性占90%～95%，男女的发病率比例为8:1；年龄51～70岁者较多，占80%以上。喉癌的发病与空气污染、吸烟、饮酒过度及长期慢性炎症（如慢性咽喉炎、其他呼吸道炎症）的刺激有关。

喉癌患者的早期表现为声音嘶哑或吞咽不适，具体表现如下。

1. 咽喉部有异物感，伴有吞咽疼痛等不适或咽干有阻挡感等。

2. 声音嘶哑。初为发音疲倦无力，继而逐渐加重，出现声音嘶哑或失音，伴有口咽干燥。

3. 咳嗽咯血。多为刺激性干咳，痰少，日久气道狭窄或阻塞，导致进行性吸气性呼吸困难。

4. 肺部感染。癌细胞坏死脱落及分泌物增多，渐渐流入肺部，造成吸入性肺炎，严重者会出现肺部感染，危害生命。

喉癌除了根据临床表现诊断外，还可通过现代各项检查进行诊断。喉镜检查就是诊断喉癌的重要手段。喉镜有直接喉镜、间接喉镜及纤维喉镜，可观察喉部的变化及声带、会厌等活动情况，观察喉咙局部有无新生物、溃疡等，亦可观察癌瘤的具体部位、大小、形态，还可通过纤维喉镜采取活体组织做病理检查。通过 X 线、CT 及磁共振检查，能够确定喉癌侵犯周围组织器官的情况及转移情况。浅表超声影像检查，可观察转移淋巴结及与周围组织的关系。活体组织病理学检查是喉癌确诊的主要依据。标本的采集可以在喉镜下完成，检查者要注意应当钳取肿瘤的中心部位，不要在溃疡面上取，因溃疡处有坏死组织影响结果。有些需要反复多次活检才能证实。

所以，侧位 X 线、正位短层摄片及 CT 扫描能进一步明确肿瘤的具体部位、大小、范围、形态及软骨受累情况，观察喉间隙和会厌软骨是否被肿瘤侵犯，为手术治疗等提供精确的病变部位和范围。

【病因与病机】

中医学将喉癌的发病原因概括为内因和外因两种。内因为机体肺经郁热、肝肾不足、气滞血瘀等导致的正气亏虚，《医宗金鉴》曰："喉疳……肾火炎上金受克，破烂失音臭腐疼。"外因为感受风热之邪，肺热火毒炽盛，痰湿热毒蕴结；内因饮食不节，内伤肺脾，脾失健运，肺失清肃，湿浊内停，聚而为痰，痰浊凝聚于喉而发病。

中医关于喉癌的主要病机：

1. 肺热蕴结

外感风热，邪毒犯肺，日久肺热、痰火炽盛，热伤肺络，络损血溢，咳嗽痰中带血，肺热痰火互结，形成喉瘤。

2. 脾湿痰浊

阴虚阳亢，肺经郁热，复加辛辣、烟酒等长期刺激，内伤肺脾，脾失健运，肺失清肃，湿浊内停，聚之为痰，痰浊凝聚，结于喉内，产生癌肿。

3. 肝郁气滞

忧思郁怒，怒气伤肝，肝失疏泄，气机不畅，痰火毒聚，经络壅塞，日久气血郁滞，形成肿块。

【辨证与论治】

1. 肝郁气滞证

证候：头晕目眩，胸胁胀满，烦躁易怒，喉部不适，有异物感，吞咽不利，声音嘶哑，口苦咽干，苔薄黄，脉弦细。

治法：清肝泻火，疏肝解郁。

常用药物：山栀子、射干、牡丹皮、柴胡、当归、芍药、薄荷、马勃、山豆根、八月札、丹参、黄芩、郁金、木香、白花蛇舌草等。

2. 肺热痰蕴证

证候：咽干喉燥，痰多而稠，声音嘶哑，鼻塞咽梗，胸胁胀闷，头胀气短，舌淡红，苔白腻，脉浮数。

治法：清热利咽，化痰散结。

常用药物：半夏、玄参、金银花、麦冬、厚朴、陈皮、茯苓、夏枯草、龙葵、石上柏、蚤休、露蜂房、半枝莲、生牡蛎、蜀羊泉等。

3. 气阴两虚证

证候：口干舌燥，头晕心悸，身疲倦怠，动则气短，五心烦躁，咳痰带血，纳差，难眠，舌质淡红，苔薄或无苔，脉细数。

治法：滋阴益气，化痰散结。

常用药物：浙贝母、牛蒡子、石斛、赤芍、西洋参、金荞麦、仙鹤草、酸枣仁、百合、黄精、生地黄、山楂、白毛藤、枸杞子、木蝴蝶等。

4. 痰浊蕴结证

证候：痰多而稠，涕厚黏腻，胸胁胀满，喉部疼痛，肿核显露，或溃烂，头胀气短，舌淡红，苔白腻，脉濡滑。

治法：化痰软坚，行气泄浊。

常用药物：天南星、生牡蛎、蛇莓、夏枯草、川贝母、全瓜蒌、炙款冬花、炙紫菀、制半夏、石上柏、香附、六神曲、白花蛇舌草、厚朴、白英等。

【喉癌的西医治疗】

西医对喉癌的治疗，一般采用放射治疗、化学治疗、手术治疗等综合性治疗。早期喉癌的放射治疗，可以达到很好的效果，对喉部癌灶有控制和缩小肿瘤的作用。放疗治愈率和 5 年生存率与手术治疗效果相当。缺点是治疗周期长，治疗费用比较高，还可能出现味觉、嗅觉丧失及口干等症状。手术加术前或术后的放射治疗，可将 5 年生存率提高 10% ~ 20%。化学疗法按作用分为诱导化疗，辅助化疗，姑息性化疗等。诱导化疗即手术或放疗前给药，此时肿瘤血供丰富，有利于药物发挥作用。辅助化疗指手术或放疗后加化疗，以杀灭可能残存的肿瘤细胞。姑息性化疗是复发或全身转移的患者无法手术而采用的治疗方法。

中、晚期喉癌患者，复发或转移喉癌患者，采取化疗、放疗和中药结合治疗，可有效减轻放疗、化疗的不良反应，提高患者的生存质量，并可延长患者的生命。

【喉癌的个人治疗心得】

1. 中成药：复方苦参注射液、贞芪扶正颗粒、平消胶囊、复方红豆杉胶囊等。

2. 喉癌吹喉散：白芷 3g，僵蚕 3g，牛黄 1.5g，硼砂 1.5g，青黛 1.5g，百草霜 1.2g，冰片 0.5g。上药共研为末，每日适量吹入鼻内，切勿入口。

3. 喉癌外敷方：牛黄、麝香、蚤休、天葵子、海藻、蟾蜍、冰片各适量，共研为末，白醋调匀，每日适量外敷于患处。

【喉癌的养生锻炼功法】

功法 1：

预备式：站立，两脚分开与肩宽，两腿微屈，两臂自然垂于身体两侧，两目微闭，神凝气和。

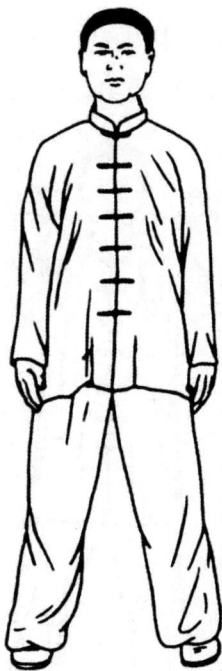

首先两唇轻闭，舌舐上腭，只用臼齿相敲，作响，连续 36 次。接着以舌尖在口内搅动，顺、逆时针各搅动 36 次，则津液自生，愈多愈妙，口水由上腭下行，分 3 次入咽，咽吞有声，送归丹田。名曰饮天河，又名赤龙搅海。

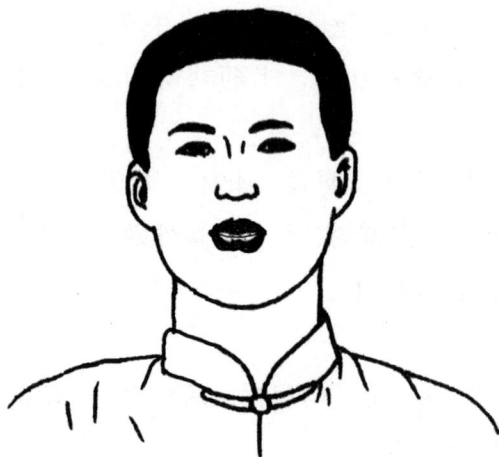

最后向前平舒两臂，掌心向前，指尖向上，两臂挺直，双掌在胸前一推一拉，自觉膈上（胸腔内）荡动，如此推拉 36 次。

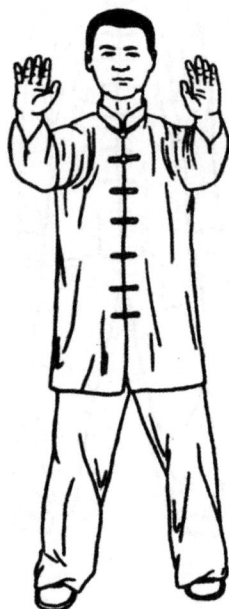

功法 2：

预备式：站立，两脚分开与肩宽，两腿微屈，两臂自然垂于身体两

侧，两目微闭，神凝气和。

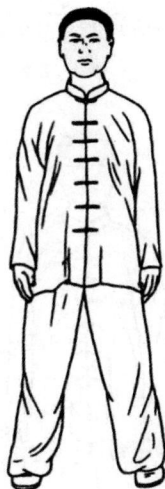

　　然后双手置于面前，以两手大拇指扣住下巴，微张嘴，放松下颌，再将双手向上不停地颤动，使放松的下颌随手的颤动，一松一合，带动下齿，叩击上齿，发出"叩、叩"声响，随着上下齿不断互叩和双唇颤动，会有一股津液从舌根下源源不断地升聚在口中。待到津液满口时，仍同"功法1"中的"饮天河"，将津液分3次徐徐咽下，意送丹田。如此练3次。

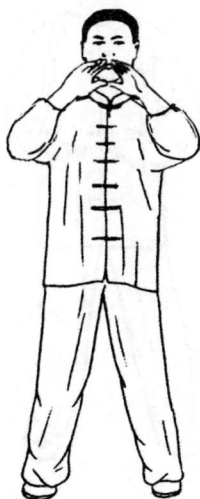

功法3：

预备式：站立，两脚分开与肩宽，两腿微屈，两臂自然垂于身体两侧，两目微闭，神凝气和。

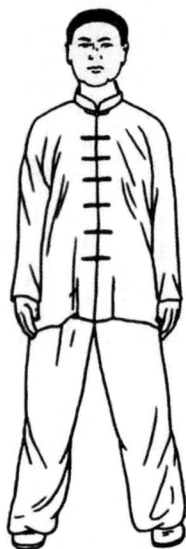

接着两手徐徐向胸前提起。

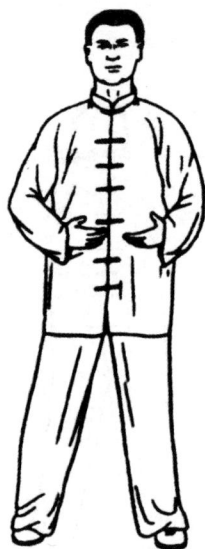

右手翻掌，向正前方伸出，左手上提，握住下颌向外拉，连续尽力拉动 18 次。

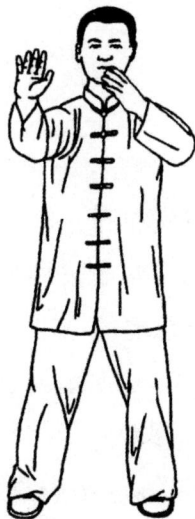

接着改为左手翻掌，向正前方平伸，右手握住下颌向外拉，连续尽力拉动 18 次。最后，两臂自然垂于身体两侧不动，头向左右两侧转动，转动过程中，动作宜快速有力，尽力向两边牵拉，连做 36 次。

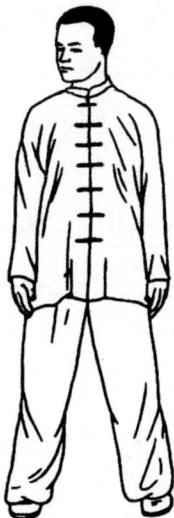

第四节　甲状腺癌

【概述与症状】

甲状腺癌在中医学中属于"瘿病""瘿瘤""石瘿"等病证的范畴。

中医学认为，甲状腺癌发病与肝、脾关系密切，日久及肾、心。甲状腺癌的形成，多与水土失宜、情志失调、饮食失节、正气亏虚有关。中医典籍中就有不少关于甲状腺癌的论述。在公元前 3 世纪的《庄子·德充符》中就有"瘿"的病名。《杂病源流犀烛》认为瘿"皮宽，有似樱桃，故名瘿"。《吕氏春秋·尽数》云"轻水所，多秃与瘿人"，指出瘿病的发病与地理环境密切相关。《诸病源候论》言"瘿者，亦有饮沙水""常食令人作瘿病"，指出了水土对瘿病发病的影响。《外科正宗》中记载"非阴阳正气结肿，乃五脏淤血、浊气、痰聚而成"，指出瘿病是气滞、痰凝、血瘀壅结所致。

西医学认为甲状腺癌是最常见的甲状腺的恶性肿瘤，多发生于青壮年，平均发病年龄为 40 岁左右。甲状腺癌的发病有明显的性别差异，女性多于男性。甲状腺癌大部分起源于滤泡上皮细胞，以颈前部出现肿块为主要特征。甲状腺肿大伴有单侧声带麻痹，为甲状腺癌的典型特征之一。

甲状腺癌患者的早期表现不明显，多无自觉症状，颈部肿块多为非对称性硬块。颈部肿块会产生一些压迫症状，如呼吸不畅、声音嘶哑、吞咽不适或局部压痛等。

甲状腺癌的具体表现如下。

1. 颈部出现肿块。大多数肿块具有触及表面不光滑，边缘不清晰，并且固定不会移动等特点。

2. 颈部胀满疼痛。甲状腺癌初期出现颈部胀满，或无症状；中晚期随着肿块的增大，压迫局部，侵犯临近组织，可出现颈部疼痛的症状。

3. 压迫气管可引起呼吸困难、咳嗽。压迫或侵犯食管可导致吞咽困难；压迫声带或侵犯喉返神经可导致声音嘶哑。

4. 全身消瘦。中晚期患者由于吞咽困难，饮食减少，营养摄入不足，出现形体消瘦、神倦疲乏等症状。

甲状腺癌按病理类型可分为乳头状癌、滤泡状腺癌、髓样癌、未分化癌4类。其中乳头状癌是临床最常见的甲状腺癌类型。

甲状腺癌除了根据临床表现诊断外，还需借助各项检查。甲状腺彩超是诊断甲状腺癌最简单、最常用的方法，超声检查不但可以探测甲状腺肿块的形状、大小、数目，更重要的是可以确定肿块为囊性还是实质性，了解肿瘤有无包膜、肿瘤内部及周围的血流情况；细针穿刺细胞学检查不受甲状腺结节大小的限制，可获得组织病理学的进一步明确诊断，是目前诊断甲状腺癌的"金标准"；X线、CT、MRI均可清晰显示甲状腺影像，了解甲状腺癌肿的形态、大小及其与周围器官的关系，看到癌肿浸润的范围；在超声引导下行针吸细胞学检查或穿刺组织学检查，可以判断肿物的良恶性。血液检查指甲状腺肿瘤治疗前后常需进行的促甲状腺激素、甲状腺激素、甲状腺球蛋白、降钙素、甲状腺素结合力等检查。检测血清降钙素水平有助于髓样癌的辅助诊断。

【病因与病机】

中医学将甲状腺癌的发病原因概括为内因和外因两种。内因为机体情志内伤、肝郁不舒、脾失健运等。正如《济生方·瘿瘤证治》曰："夫瘿瘤者，多因喜怒不节，忧思过度，而成斯疾焉。大抵人之气血，循环一身，常欲无滞留之患，调摄失宜，气凝血滞，为瘿为瘤。"外因为饮食不节、水土失宜，导致水湿内停，聚而成痰，痰浊内阻，导致气滞血瘀痰凝于颈部而发病。

中医关于甲状腺癌的主要病机有以下几方面。

1. 肝郁不舒

长期忧思抑郁，肝气郁结，导致津液输布运化失常，气滞痰凝，壅塞颈前，形成瘿瘤。

2. 气滞血瘀

肝郁气滞痰凝日久，导致血液运行受阻而产生血行瘀滞，气、痰壅结于颈前，形成较硬、有结节的瘿瘤。

3. 正气亏虚

先天不足、正气虚弱，或痰结热毒日久，化火伤阴导致心肝火旺、心肾阴虚，形成瘿瘤。

【辨证与论治】

1. 肝郁痰湿证

证候：情志抑郁，胸胁胀痛，咽部憋闷，颈前瘿肿，随吞咽上下移动，病情随情志因素波动。舌质淡，苔薄白，脉弦滑。

治法：疏肝理气，消瘿散结。

常用药物：丹参、牡丹皮、柴胡、芍药、枳实、香附、郁金、青皮、三棱、莪术、海蛤壳、生牡蛎、白花蛇舌草、八月札、山慈菇等。

2. 气滞血瘀证

证候：胸闷气憋，呼吸困难，吞咽梗塞，颈前肿块，坚硬如石，颈部刺痛，入夜尤甚，舌质暗紫，苔白腻，脉弦涩。

治法：活血理气，化瘀散结。

常用药物：海藻、当归、川芎、牛膝、白英、丹参、胆南星、夏枯草、石见穿、穿山甲、山慈菇、山栀子、制半夏、黄药子、干蟾皮等。

3. 痰瘀交阻证

证候：颈前瘿瘤质地坚硬，不断增大，固定不移，边界尚清，胀痛压痛，胸闷纳差，舌质青紫，苔薄白或白腻，脉弦细涩。

治法：化痰软坚，散瘀破结。

常用药物：苍术、白术、茯苓、党参、浙贝母、昆布、海藻、法半夏、连翘、穿山甲、山慈菇、黛蛤散、青皮、鱼腥草、炙鳖甲等。

4. 心肾阴虚证

证候：心悸气短，头晕目眩，腰膝酸软，全身乏力，颈部肿块，灼热疼痛，自汗盗汗，舌暗淡，苔薄，脉沉细。

治法：益肾养心，滋阴散结。

常用药物：黄芪、白术、麦冬、旱莲草、女贞子、黄精、煅牡蛎、淫羊藿、僵蚕、石斛、地龙、天葵子、夏枯草、山慈菇、白花蛇舌草等。

【甲状腺癌的西医治疗】

西医对甲状腺癌的治疗，一般都是采用手术治疗、放射治疗、化学治疗等综合性治疗。甲状腺癌的手术治疗是其主要治疗方法，包括甲状腺本身的手术，以及颈淋巴结清扫。不论病理类型如何，只要有手术指征就应尽可能手术切除。对于分化程度高的乳头状癌或滤泡癌，即使是术后局部复发者也可再次手术治疗。甲状腺的切除范围与肿瘤的病理类型和分期有关，范围最小为腺叶加峡部切除，最大至甲状腺全切除。甲状腺癌作次全或全切除者应终身服用甲状腺素片，以预防甲状腺功能减退及抑制 TSH。国内一般选用干甲状腺片或左甲状腺素，要定期测定血浆 T_4 和 TSH 水平来调整用药剂量，使体内甲状腺激素维持在一个略高于正常但低于甲亢的水平。对于乳头状腺癌、滤泡状腺癌，术后应用放射治疗，适合于 45 岁以上、多发性癌灶、局部侵袭性肿瘤及存在远处转移者。除未分化型甲状腺癌外，其余类型的甲状腺癌对放疗敏感性较差，故外放射治疗是未分化癌的主要治疗方法。分化型癌不需要进行常规放疗，如手术后有残留或有孤立性远处转移灶，应及时给予术后放疗，尽可能降低局部复发率。

【甲状腺癌的个人治疗心得】

1. 中成药：消瘿五海丸、平消胶囊、复方红豆杉胶囊、金水宝胶囊。

2. 自拟方：紫草根 30g，山豆根 30g，丹参 30g，金银花 30g，白英 30g，鱼腥草 30g，夏枯草 30g，蜂房 20g，望江南 30g，西洋参 30g，白毛藤 30g。每日 1 剂，每剂煎水两次，饭后内服。

3. 归芪昆藻汤加减：当归 15g，生地黄 15g，青皮 10g，黄芪 25g，昆布 15g，海藻 15g，夏枯草 20g，甲珠 15g，白芍 15g，芦荟 12g，天南星 12g，龙胆草 15g。每日 1 剂，每剂煎水两次，饭后内服。

【甲状腺癌的养生锻炼功法】

功法 1：

预备式：站立，两脚分开与肩宽，两腿微屈，两臂自然垂于身体两侧，两目微闭，神凝气和。

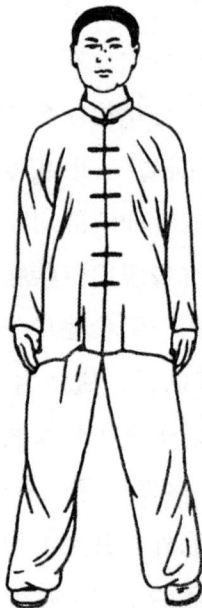

首先向前平舒两臂，掌心向前，指尖向上，两臂挺直，双掌在胸前

一推一拉，自觉膈上（胸腔内）荡动，如此推拉36次。

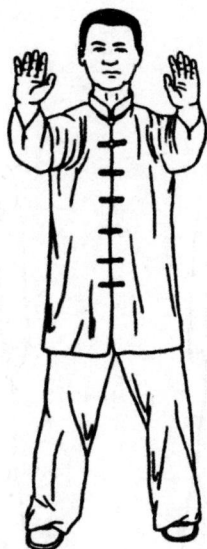

然后头先向前低垂，然后向右、向后、向左，再向前下，顺时针方向旋转，旋转1周为1次。同动作，方向相反，头逆时针方向旋转1周。顺逆交替练习36次。

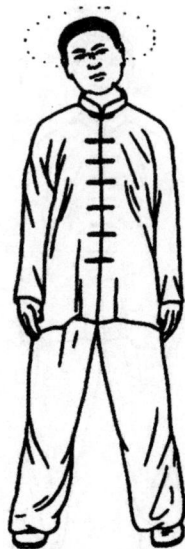

接着头慢慢向左歪，头再慢慢向右歪，左右慢慢晃动 36 次（身不可动摇）。

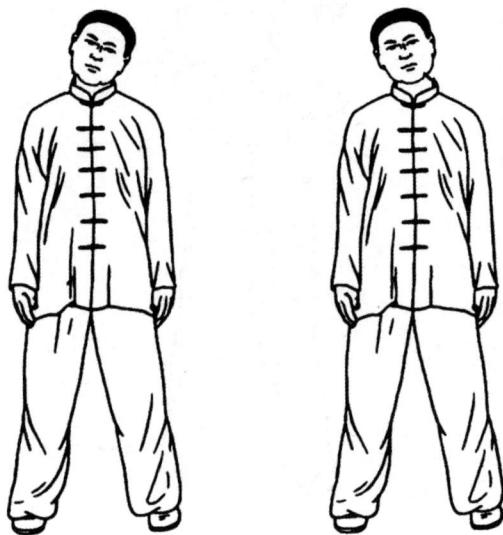

功法 2：

预备式：站立，两脚分开与肩宽，两腿微屈，两臂自然垂于身体两侧，两目微闭，神凝气和。

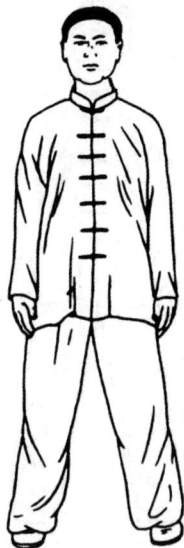

然后双手缓慢地由体侧向腹前聚拢，手心相对，移至腹前。

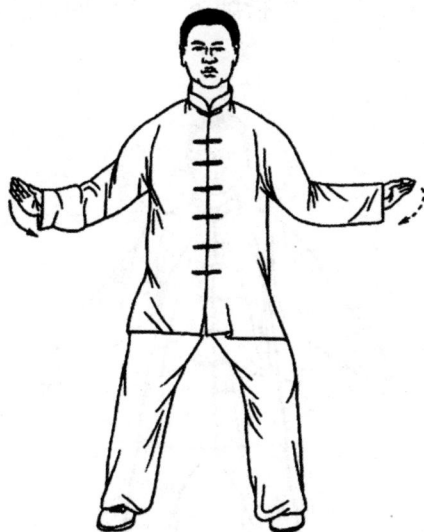

掌心转向腹部，将左手的虎口（劳宫穴）放在肚脐上，按在丹田处（即气海穴，脐下 1.5 寸处），再将右手掌心重叠在左手背上，双手抱丹田，口呼鼻吸，调整呼吸（腹式呼吸，吸气时肚脐自然向内后收，呼气时脐部自然向外鼓，意守丹田），如此意守丹田。

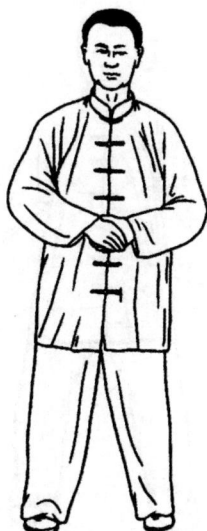

　　10 分钟后，开始行功，呼气，双掌向两侧慢慢分开，为"开"，"开"时两掌手背相对，双掌拇指朝下，其余四指朝前，分开的宽度宽于自己的身体。

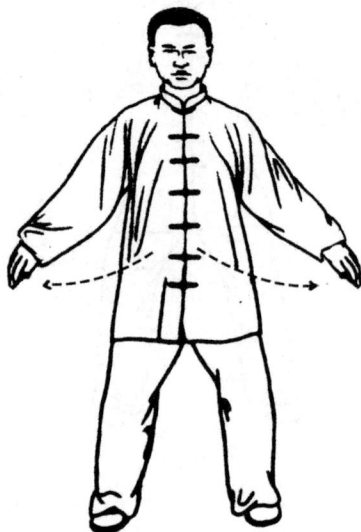

　　再吸气，两手翻掌使手心相对，双掌拇指朝上，其余四指并拢朝前，双手慢慢地向腹前丹田外聚拢，为"合"。

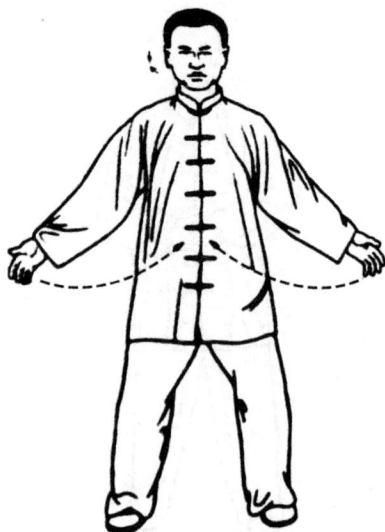

合到两手双掌快要接触时，翻手，手背相对。如此反复，每次做36个"开""合"。

功法3：

预备式：站立，两脚分开与肩宽，两腿微屈，两臂自然垂于身体两侧，两目微闭，神凝气和。

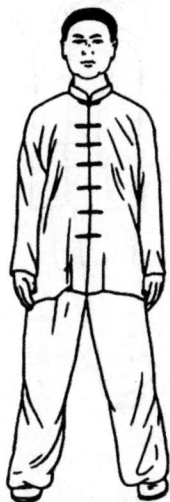

以腰为轴，身体先向右转，脚不动，双手交叉贴身画圆弧，同时吸气收腹提肛。

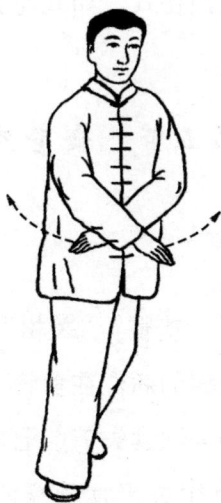

当两手向上画弧交叉于头顶上时，再左右手分，掌心向外向下画圆弧，同时呼气，松肛门，少腹外挺，双掌向外、向下按，慢慢下落，同时身体逐渐转回预备式。

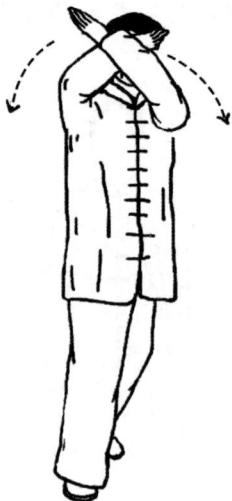

随后身体再向左转，脚不动，双手交叉贴身向上画圆弧，同时吸气收腹提肛，当两手向上画弧交叉于头顶上时，再左右手分开，掌心向外自下画圆弧，同时呼气，松肛门，少腹外挺，双掌向外、向下按，慢慢下落，同时身体逐渐转回呈预备式。如此左右各练习36次。

第五节　食管癌

【概述与症状】

食管癌在中医学中属于"噎膈""关格""反胃"等病证的范畴。

中医学认为，食管癌发病的病位在食管，发病与肝、脾、胃、肾关系密切。食管癌的形成，多为饮食失节、七情内伤、年老体弱、正气亏虚所致。中医典籍中就有不少关于食管癌的论述。《素问·至真要大论》曰："饮食不下，膈咽不通，食则呕。"《素问·通评虚实论》曰："膈塞闭绝，上下不通，暴忧之病也。"《诸病源候论》亦曰："忧患则气结，气结则不宣流，使噎，噎者，噎塞不通也。"《景岳全书》又云："噎膈一症……或酒色过度则阴伤，阴伤则津血枯，涸气不行则噎膈。"清代叶天士《临证指南医案·噎膈反胃》描述该疾病为"气滞痰聚日拥，清阳莫展，脘管窄隘，不能食物，噎膈渐至矣"。

西医学认为，食管癌是发生在食管黏膜上皮的恶性肿瘤，是消化道常见的恶性肿瘤之一。多发生于中、老年人，平均发病年龄为 50 ~ 69 岁，但近年来，40 岁以下的发病者呈现增多的趋势。食管癌发病男性多于女性。我国是食管癌发病率和死亡率较高的国家。食管中段是本病的好发部位，约占 50%。食管癌的发生与亚硝胺慢性刺激、炎症与创伤、遗传因素、吸烟与过度饮酒以及饮食中的微量元素含量有关。

食管癌患者的早期表现不明显，多无特异症状，有时有轻微的吞咽不适，进食停滞感、异物感、烧灼感或微痛，胸骨后不适，或呃逆，嗳气，剑突下或上腹不适等；中晚期患者常有进行性吞咽困难、呕吐黏液或食物、胸骨后背部隐痛不适、出血、声音嘶哑、体重减轻等症状。

食管癌的具体表现如下。

1. 吞咽不适或困难，开始时为出现吞咽干燥感等特点。

2. 胸骨后隐痛感。初期吞咽食物时，偶感胸骨后不适，中晚期则胸部和背部出现疼痛的症状。

3. 吞咽滞留感及食管异物感。

4. 呕吐、反流及全身消瘦。中晚期患者出现呕吐、吞咽困难、体重下降等症状。

食管癌除了根据临床表现诊断外，还需借助各项检查。纤维食管镜检查是食管癌诊断最常用的方法，食管镜检查可以直接观察肿瘤细胞的大小、形体和部位，同时可在病变部位进行活检或刷片检查。食管镜检查与脱落细胞学检查相结合，是诊断食管癌的理想方法。X 线食管吞钡检查是诊断食管癌的重要手段之一，其与 CT 检查相结合，有助于食管癌的诊断和分期水平的提高。另外，超声内镜（EUS）检查，可帮助估测肿瘤细胞的浸润程度、区域淋巴结大小和范围，提高质量分期的准确性。还有正电子型计算机发射断层显像（PET/CT），可用于食管癌的术前分期判定，显示全身肿瘤细胞的活性状态。

【病因与病机】

中医学将食管癌的发病原因概括为内因和外因两种。内因为七情内伤、气滞血瘀、痰气交阻、痰瘀互结、年老精衰等。外因为饮食不节等，导致食管阻隔、狭隘不通而发病。食管癌的发病机制为"膈"，何谓"膈"？《素问·阴阳别论》曰"三阳结谓之隔"，指出"结"可导致"膈"。

食管癌的病理因素主要是"痰瘀"与"气结"，病理性质是"本虚标实"。"本虚"系指阴津损伤，脾肾亏虚甚至气虚阳微；"标实"乃气滞、痰火、血瘀阻塞食管，食管狭窄。故《古今医案按》引叶天士谓："食管窄隘使然。"

中医关于食管癌的主要病机有以下几方面。

1. 气滞血瘀

长期情志失调，忧思郁怒，气机郁滞，引起血行不畅，气滞血瘀，痰湿不化，痰凝交结，积聚而成。

2. 七情内伤

由于七情不畅，以妄为常，或忧思伤脾，气结于内，水湿不运，滋生痰浊；或愤怒伤肝，气滞郁结，郁而生痰，痰气交阻，搏结于上而成。

3. 素体亏虚

先天禀赋不足、正气虚弱，或高年衰老、肾虚精枯，导致阴阳不和，水火失调，食管失养而成噎膈。

【辨证与论治】

1. 气滞痰阻证

证候：吞咽梗阻，胸膈痞满，甚则疼痛，与情绪变化关系密切，情绪舒畅时症状减轻。口干咽燥，舌质红，苔薄腻，脉弦细而滑。

治法：理气降逆，开郁化痰。

常用药物：法半夏、旋覆花、代赭石、丹参、茯苓、人参、制首乌、香附、郁金、瓜蒌、苏梗、陈皮、八月札、白花蛇舌草、菝葜等。

2. 痰瘀互结证

证候：吞咽困难，甚则水饮难下，胸膈疼痛，痛有定处，形体消瘦，泛吐黏痰，大便坚硬，舌紫暗，脉细涩。

治法：化痰软坚，消瘀散结。

常用药物：石上柏、桃仁、红花、川芎、沙参、川贝母、丹参、荷叶蒂、当归、熟地黄、山豆根、石见穿、威灵仙、黄药子、蜣螂虫等。

3. 津亏热结证

证候：吞咽梗阻较重，胸骨后灼痛，口干咽燥，心烦不寐，水饮可下，食物难进或食入复出，形体消瘦，肌肤枯燥，大便干结，舌质红而干，舌苔黄或少苔，脉弦细数。

治法：养阴清热，生津散结。

常用药物：冬桑叶、沙参、麦冬、玉竹、野葡萄藤、玄参、石上柏、地骨皮、半枝莲、紫草根、蜂房、生扁豆、生山楂、天花粉、石见穿等。

4. 阴竭阳衰证

证候：吞咽梗阻严重，水饮不下，呕恶气逆，形体消瘦，面白气短，语声低微，烦热唇燥，大便干结，舌质暗绛，少苔或无苔，脉沉细。

治法：益气补血，滋阴补阳。

常用药物：人参、白术、茯苓、当归、白芍、川芎、山萸肉、熟地黄、何首乌、枸杞子、淫羊藿、石斛、麦冬、夏枯草、炙龟甲等。

【食管癌的西医治疗】

食管癌 0 期或部分 1 期患者，若全身情况良好，有较好的心肺功能储备，无明显远处转移征象，一般采用局部内镜下手术切除治疗。

Ⅰ期～Ⅱa 期患者为外科适应证，先手术治疗后，再根据病理情况及身体条件，结合化疗；采用放疗和手术综合治疗，可增加手术切除率，也能提高远期生存率（术前放疗后，休息 3～4 周再做手术较为合适；对术中切除不完全的残留癌组织处进行金属标记，一般在术后 3～6 周开始术后放疗）。单纯放射疗法，多用于颈段、胸上段食管癌，这类患者的手术难度大，并发症多，疗效多不尽如人意。

Ⅱb 期和Ⅲ期患者，行手术根除后，再根据肿瘤情况，行术后放疗、化疗。

Ⅳ期患者不宜手术治疗，一般以采用中医药治疗为主，结合化疗、靶向治疗及局部微创治疗、介入治疗及放疗等综合性治疗。这种综合性治疗有时可提高疗效，或使食管癌患者症状缓解，存活期延长。

【食管癌的个人治疗心得】

1. 中成药：冬凌草制剂、消癌平注射液、华蟾素针剂、斑蝥素片等。

2. 自拟方一：金果榄 20g，臭壳虫 10g，麝香 1g，鹅喉管（焙干）20g，壁虎 10 只。以上共研成末，每天 3 次，每次 3g，温水送服。

3. 自拟方二：法半夏 20g，代赭石 20g，紫硇砂 4g，蜂蜜 200g，生姜 20g。先将半夏、代赭石、紫硇砂、生姜煎煮 30 分钟，然后将蜂蜜倒入，再煮 5 分钟即可服用。每天服 3 次，每次 1 茶杯。

【食管癌的养生锻炼功法】

功法 1：

预备式：站立，两脚分开与肩宽，两腿微屈，两臂自然垂于身体两

侧，两目微闭，神凝气和。

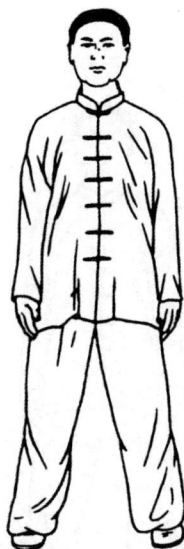

首先头先向前低垂，然后向右、向后、向左，再向前下，做顺时针方向旋转，旋转 1 周为 1 次。同动作，但方向相反，头逆时针方向旋转 1 周。顺逆交替练习 36 次。

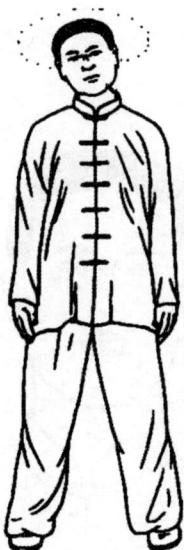

接着头慢慢向左歪，再慢慢向右歪，左右慢慢晃动各 36 次（身不可动摇）。

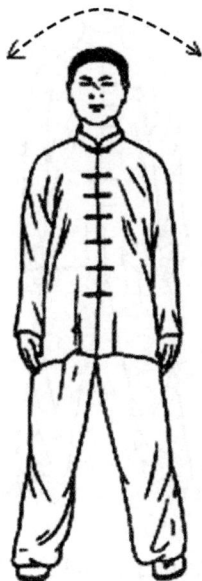

最后两唇轻闭，舌舐上腭，只臼齿相敲，作响，连续 36 次。

再以舌尖搅拢口内，顺、逆时针各搅动 36 次，则津液自生，愈多愈妙，口水由上颚下行，分 3 次入咽，咽吞有声，送归丹田。名曰"饮天河"，又名"赤龙搅海"。

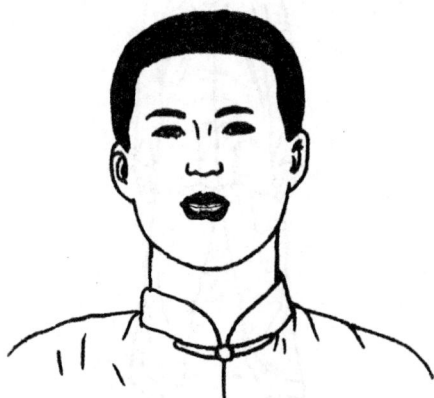

功法2：

预备式：站立，两脚分开与肩宽，两腿微屈，两臂自然垂于身体两侧，两目微闭，神凝气和。

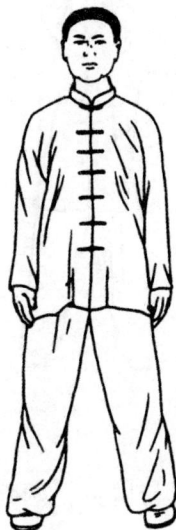

然后两手徐徐上提，屈肘托两颊，用鼻徐徐吸气；吸气的同时，两肘用力靠拢搂紧，收腹挺胸，腰背挺直。

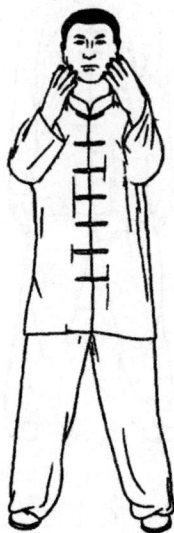

接着，慢慢呼气，呼气时两肘向外分开抬起，腹部鼓起，腰背、胸腹肌肉放松。如此反复，连做 36 次。

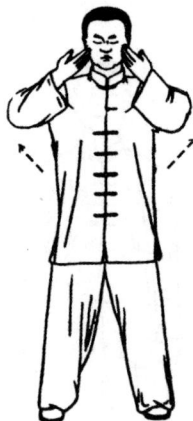

功法 3：

预备式：站立，两脚分开与肩宽，两腿微屈，两臂自然垂于身体两侧，两目微闭，神凝气和。

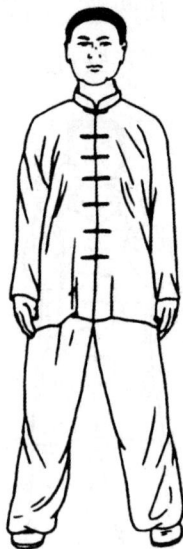

左脚向左前方跨出一大步，成左弓步丁八字形，左右抱臂，右手

在上，中指对准左臂曲池穴（屈肘成直角，当肘弯横纹尽头处，或当尺泽与肱骨外上髁连线中点处）上方，左手大拇指对准右乳正中，吸气收腹。

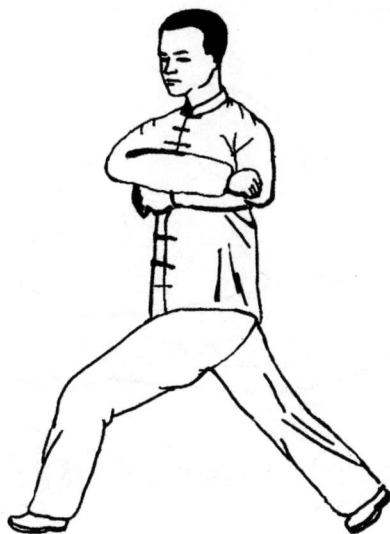

然后两臂左右分开，掌心向外向前推出，呼气，意念推窗见明月，伸臂欲揽住。

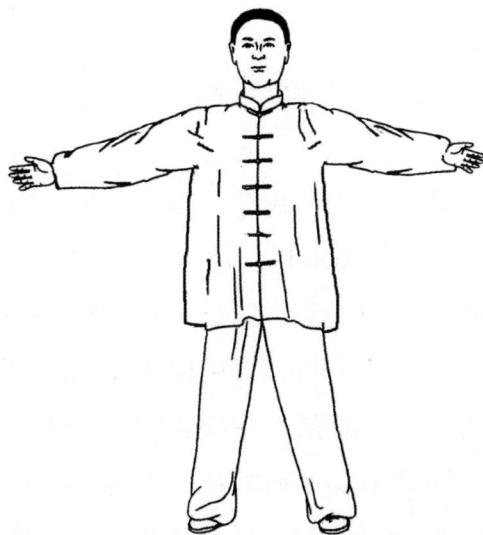

　　而后右脚向右前方跨出一大步，成右弓步丁八字形，两臂左右平揽，左手在上，中指对准右臂曲池穴上方，右手大拇指对准左乳正中，吸气收腹，然后两臂左右分开，置于左右腰部，再向前推出，呼气，意念推窗见明月，伸臂欲揽住。

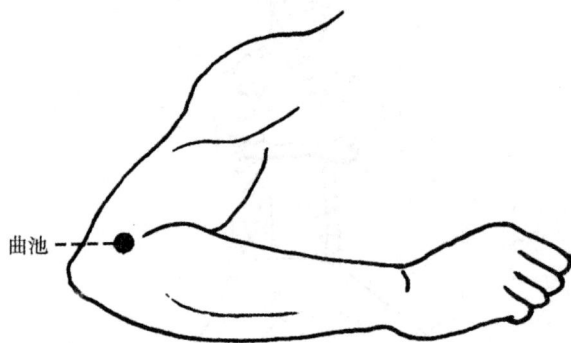

曲池

　　如此反复做 36 次。收功时右脚收回成自然站立，呈预备式。

第六节　肺癌

【概述与症状】

　　肺癌在中医学中属于"肺痿""咳嗽""咯血""肺壅""息贲"等病证的范畴。

　　中医学认为，肺癌发病的病位在肺，与肺、脾、肾关系密切。肺癌的形成，多与机体先天不足、正气亏损、饮食不节、情志内伤等有关。我国的中医古典医籍中有不少关于肺癌的论述。《素问·玉机真脏论》曰："大骨枯槁，大肉陷下，胸中气满，喘息不便，内痛引肩项，身热，脱肉破䐃。"描述的症状与肺癌晚期症状相似。《素问》又曰："肺咳之状，咳而喘息，甚则唾血……而面浮肿气逆也。"《难经·论五脏积病》记载："肺之积名曰息贲。在右胁下，如覆杯，气逆背痛，久则喘咳。"明代张景岳《景岳全书·虚损》曰："劳嗽，声哑，声不能出或喘息气促者，此肺脏败也，必死。"这同晚期肺癌纵隔转移压迫喉返神经致声哑症状相同，并指出肺癌晚期预后极差。

西医学认为，肺癌是原发于各级支气管上皮细胞及细支气管肺泡上皮细胞的恶性肿瘤。肺癌目前占全世界癌症死因的第 1 位。据我国癌症中心统计，我国肺癌发患者数和死亡人数已连续 10 年位居恶性肿瘤发患者数和死亡人数之首，每年新发肺癌患者约 78.7 万人，因肺癌死亡约 63.1 万人。肺癌多发生于 40 岁以上的中老年人，以 50～70 岁为高发病年龄，男女比例为 2.7∶1。肺癌的分布情况为右肺发病多于左肺，上叶多于下叶，从主支气管到细支气管均可发生癌肿。肺癌根据发生部位分为中央型肺癌和周围型肺癌，按组织细胞学分类可分为小细胞肺癌和非小细胞肺癌（非小细胞肺癌又可分为鳞癌、腺癌、鳞腺癌等类型）。肺癌的发病与大气污染、吸烟、电离辐射、粉尘吸入及职业性物理、化学致癌因子有关。

肺癌早期一般无明显症状。部分患者可出现咳嗽、痰中带血或咯血、胸痛、发热等临床症状，因为这些症状无特异性，所以常常被人们忽视，故肺癌在临床上一旦被确诊大多属于中晚期。因此，肺癌具有易复发、易转移、预后较差的特点。

肺癌的具体表现如下。

1. 咳嗽：约有 3/4 的患者早期有咳嗽症状，以阵发性刺激性咳嗽为主，无痰或有少量泡沫白痰。

2. 咯血：由于肺部的肿瘤细胞组织血管丰富，所以常持续性或间断性出现痰中带血。

3. 胸痛：当肿瘤侵蚀胸膜或纵隔时，会出现不规律的胸部隐痛或钝痛，若肿瘤侵蚀胸壁肋骨或压迫肋间神经，则胸痛剧烈且尖锐，伴随呼吸、咳嗽、变换体位而加重。

4. 发热：肺癌中期患者由于阻塞性肺炎出现发热，肺癌后期则因癌细胞变性坏死引起癌性发热，且发热往往持续不退。

5. 气急：肺癌患者由于支气管狭窄、阻塞，引起气急。中晚期患者因大量胸腔积液、心包积液等可引起严重气急现象。

肺癌除了根据临床表现诊断外，还需借助各项检查。X 线检查简便易行、价格低廉，可以了解肺癌的部位和大小，所以是筛检疑似肺癌的首选手段，但它对肺癌检出的敏感性及准确性均低于 CT 扫描；CT 扫描目前是临床上肺癌早期诊断与鉴别、分期、疗效评价及终生随访最主要和最常用的方法。还有纤维支气管镜检查（可直接窥察支气管内膜及管腔的病变情况）、体表活体组织检查、痰细胞学检查（痰细胞学检查是肺癌普查和诊断的一种简便有效的方法，多数在原发性肺癌患者的痰液中可找到脱落的癌细胞）及磁共振显像、正电子发射体层（PET）及 PET － CT，都是肺癌诊断的有效检查手段。临床上原发性支气管肺癌的诊断，主要依据症状、体征、影像学表现以及痰癌细胞检查。

【病因与病机】

中医学将肺癌的发病归结于正气和邪气两大因素。原因概括为内因和外因两种。内因为先天不足、正气亏虚、情志内伤导致气阴两虚、气滞血瘀、痰瘀互结、客邪留滞等而致病。外因为起居无常、嗜烟好酒、饮食不节、邪毒侵蚀等。《杂病源流犀烛》曰："邪积胸中，阻塞气道，气不得通，为痰为血，皆邪正相搏，邪既胜，正不得制之，遂结成形而有块。"说明肺癌是在人体正气虚损之后，邪气乘虚袭肺，郁结胸中，肺失宣降，积聚成痰，痰凝气滞，痰阻络脉，久而成块。《症因脉治》在论肺虚劳伤之因时曾说："悲哀动中，形寒饮冷，形燠饮热，预事而忧，五志之火，时起于中，上炎刑金，则咳嗽喘逆，而肺虚劳伤之症作矣。"综上所述，肺癌是气滞、血瘀、痰凝、湿滞、火热、毒踞交结所致。

中医关于肺癌的主要病机如下。

1. 正气亏虚，邪毒侵肺

肺为娇脏，当先天禀赋不足或正气亏虚，外界六淫之邪、四时不正之气或烟毒秽浊之气往往首先犯肺。

2. 七情饮食，伤脾生痰

由于情志不畅，忧思伤脾，或长期饮食不节，脾胃受损，导致脾失健运，津聚为痰，"脾为生痰之源，肺为贮痰之器"，痰毒内聚，日久形成肿块，遂成肺积。

3. 年老精亏，久积伤肾

年高肾亏者，易损正元，可致肺、脾、肾三脏俱损，阴阳两伤，痰瘀互结，肺积日久，耗损肺阴，则见肾阳亏虚、肺阴不足的阴阳两虚症状并杂而见。

【辨证与论治】

1. 脾虚蕴肺证

证候：咳重痰多，神疲乏力，面色少华，胸闷气短，纳呆便溏。舌胖有齿痕，舌质淡，苔薄白腻，脉濡缓或濡滑。

治法：益气健脾，化痰肃肺。

常用药物：西洋参、苍术、党参、陈皮、法半夏、紫菀、瓜蒌、制南星、白术、云苓、白花蛇舌草、猫爪草、半枝莲、铁树叶、龙葵等。

2. 阴虚毒热证

证候：咳嗽少痰，或痰少难咳，痰中带血，口干心烦，胸痛气急，小便短赤，大便干结，发热少寐，舌质红，苔少或花剥，脉细数。

治法：滋阴清肺，解毒散结。

常用药物：生地黄、百合、南沙参、麦冬、玄参、当归、白芍、地骨皮、桑白皮、川贝母、炙鳖甲、石见穿、徐长卿、山海螺、鱼腥草等。

3. 气滞血瘀证

证候：咳痰不爽，胸痛气急，如锥如刺，痛有定处，大便干结，痰血暗红，唇暗舌绛，舌苔薄腻或黄腻，脉弦细或细涩。

治法：理气活血，化瘀解毒。

常用药物：桔梗、柴胡、赤芍、当归、枳壳、黄芪、丹参、紫草、石见穿、茜草、青皮、穿山甲、生牡蛎、夏枯草、干蟾皮等。

4. 肺肾两虚证

证候：咳嗽气短，咯痰无力，动则喘促，胸闷懒言，畏风自汗，纳呆便溏，舌质淡，苔薄白，脉沉细。

治法：温阳补肾，健脾益肺。

常用药物：太子参、白术、补骨脂、茯苓、仙茅、冬虫夏草、僵蚕、蜂房、当归、怀山药、半枝莲、川牛膝、肉苁蓉、山萸肉、金荞麦等。

【肺癌的西医治疗】

西医对肺癌的治疗，一般根据小细胞肺癌和非小细胞肺癌的分类，采用不同的治疗方法。非小细胞肺癌早期以手术治疗为主，然后根据术后情况加其他化疗、放疗等。

化疗也是治疗非小细胞肺癌的主要手段，化疗治疗非小细胞肺癌的肿瘤缓解率为40%～50%。化疗一般不能治愈非小细胞肺癌，只能延长患者生存时间和改善生活质量。小细胞肺癌的治疗则以化疗为主，结合放疗等综合治疗。化疗对小细胞肺癌的疗效无论早期还是晚期均较肯定，甚至有约1%的早期小细胞肺癌通过化疗治愈。肿瘤分子靶向治疗是指"针对参与肿瘤发生、发展过程中的细胞信号传导和其他生物学途径的治疗手段"。研究显示，靶向治疗对东方人群、女性、不吸烟者、支气管肺泡癌或腺癌伴支气管肺泡癌分化者的有效率较高。

【肺癌的个人治疗心得】

1. 中成药：鸦胆子软胶囊、紫星康泰口服液、鸦胆子油乳注射液、康艾注射液、鹤蟾片等。

2. 自拟方一：炮山甲、白花蛇舌草、黄芪、党参、北沙参、杏仁、望江南、桔梗、败酱草、鱼腥草、紫花地丁等药，水煎浓缩，兑蜜制成膏。每日 3 次，每次 15g。3 个月为一疗程。

3. 自拟方二：白花蛇舌草 50g，牛黄 1g，麝香 2g，羚羊角粉 15g，僵蚕 30g，全蝎 30g，炮山甲 15g，壁虎 20g，蜈蚣 5g，琥珀 15g，雄黄 5g，血竭 7g，大黄 50g，青黛 10g，制马钱子 5g，蟾酥 1g，西红花 10g。上药共研为末，每天服 2 次，每次 5g。3 个月为一疗程。

【肺癌的养生锻炼功法】

功法 1：

预备式：站立，两脚分开与肩宽，两腿微屈，两臂自然垂于身体两侧，两目微闭，神凝气和。

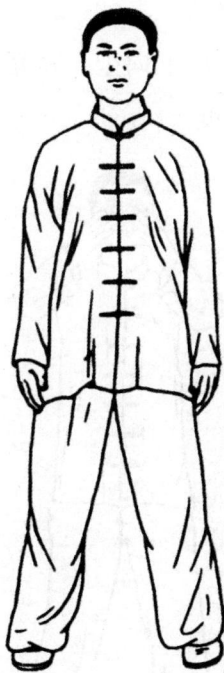

首先向前平舒两臂，掌心向前，指尖向上，两臂挺直，双掌在胸前

一推一拉，自觉膈上（胸腔内）荡动，如此推拉 36 次。

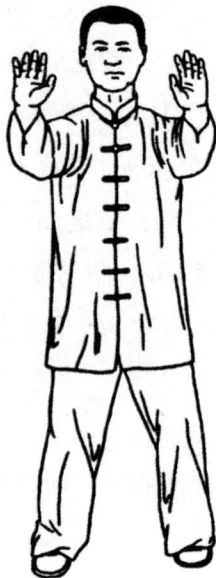

然后以双手覆于面颊，从下向上、从里向外搓摩面部，做 36 次，以面颊皮肤感觉微微发热为度。

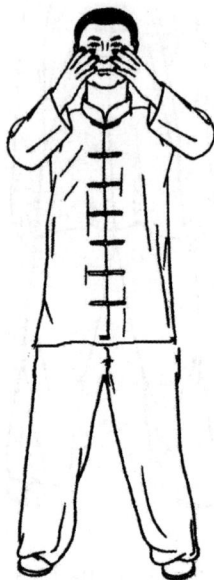

接着用两个大拇指背侧放在鼻翼两旁的迎香穴上,上下来回按摩
36 次,以局部皮肤发热为度。

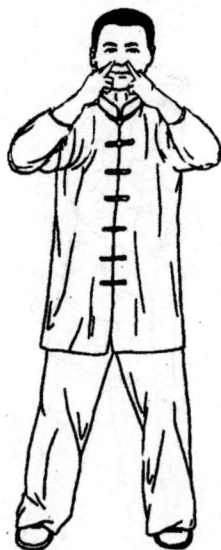

功法 2:

预备式:站立,两脚分开与肩宽,两腿微屈,两臂自然垂于身体两
侧,两目微闭,神凝气和。

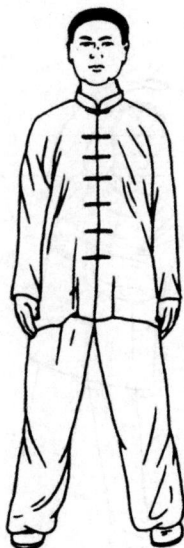

首先身体向左侧弯，右手臂举起贴右耳，以左掌上下擦右侧胁肋部36 次；身体再向右侧弯，左手臂举起贴左耳，以右掌上下擦左侧胁肋部 36 次。

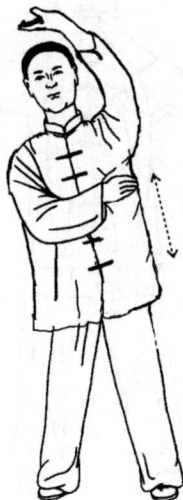

然后拍打胸部，身向左侧弯，右手臂贴右耳举起，以左掌自上而下拍打右侧胸部、胁肋部 36 次；再身向右侧弯，左手臂贴左耳举起，以右掌自上而下拍打左侧胸部、胁肋部 36 次。拍打时用力咳嗽发声，意念咳出体内浊气。

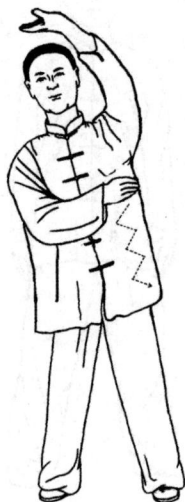

功法 3：

首先，上身微前倾，两臂左右来回搓擦胸肋部，擦至左侧时则左臂抬至与肩齐高，擦至右侧时则右臂抬至与肩齐高，如此"干浴胸" 36 次。

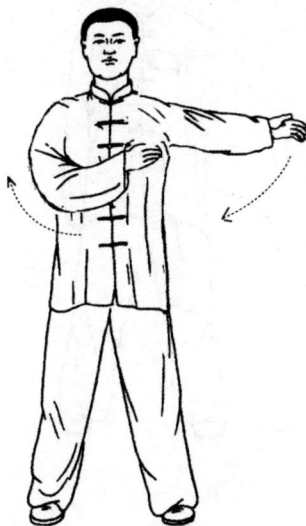

然后双手掌叠按在两乳房头连线中点之膻中穴（人体任脉上的穴位，在胸部正中线上，平第四肋间，两乳头连线的中点），配合深呼吸按揉 36 次。

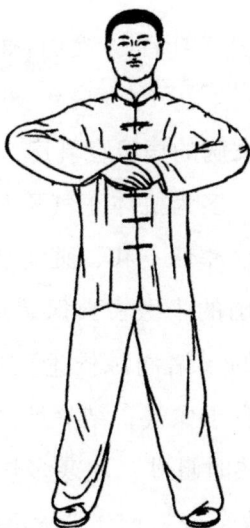

最后用双手中指尖（其余四指握拳）反复叩击胸部的膻中穴。

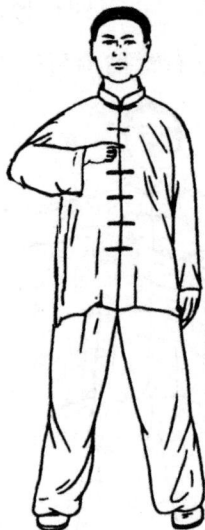

第七节　乳腺癌

【概述与症状】

乳腺癌在中医学中属于"乳岩""乳石痈""妒乳""炻乳"等病证的范畴。

中医学认为，乳腺癌发病的病位在乳房，乳腺癌发病与肝、脾、肾关系密切。乳腺癌的形成，多为机体正气不足、外感六淫、内伤七情、饮食不节、宿疾迁延等导致冲任不和、脏腑功能失调，以致气滞血瘀、痰凝、邪毒结于乳络。我国的中医古典医籍中有不少关于乳腺癌的论述。公元610年巢元方著的《诸病源候论》中记载乳石痈曰："石痈者，亦是寒气客于肌肉，折于血气，结聚所成。其肿结确实至牢有根，核皮相亲，不甚热微痛，热时自歇，此寒多热少，（革卯）如石，故谓之。"元代朱丹溪著《格致余论》曰："忧怒郁闷，昕夕积累，脾气消阻，肝气横逆，遂成隐核，如大棋子，不痛不痒，数十年后方疮陷，名曰妳岩。"明代陈实功在《外科正宗》中记载："经络痞涩，聚结成核，初如豆大，渐若棋子，半年一年，二载三载，不疼不痒，渐渐而大，始生疼痛，痛则无解，日后肿如堆栗……其时五脏俱衰，四大不救，名曰乳岩。凡犯此者，百人百必死。"详细描述了乳腺癌的早期、晚期临床症状，并指出乳腺癌晚期预后不良。

西医学认为，乳腺癌是起源于乳腺管上皮及乳腺小叶的恶性肿瘤，是目前女性最常见的恶性肿瘤之一。其特点是乳房有肿块，质地坚硬，凹凸不平，边界不清，推之不移，按之不痛。世界范围内，西方发达地区如北美和欧洲国家是女性乳腺癌的高发区；在中国，经济发达地区如京、津、沪等地是中国乳腺癌的高发地区。未曾生育的女性、哺乳期妇女、月经初潮早或绝经晚的妇女、有乳腺癌家族史的妇女的乳腺癌发病率相对较高。乳腺癌的发病与家族遗传、月经失调、流产过多、口服避孕药、人工喂养（哺乳可降低20%～30%乳腺癌的发病率）、性生活质量差及其他环境因素等有关。

乳腺癌早期多无明显的自觉症状，仅有乳房肿块。随着病情的发展，乳腺管上皮细胞向纵深及周围蔓延扩展，使皮肤、胸大肌筋膜及胸肌受侵，并向区域淋巴结转移伴血行播散，常转移到肺、肝、骨、胸膜、脑等，患者可出现一系列乳房局部和全身的症状。

乳腺癌的具体表现如下。

1. 乳房肿块：大多数乳腺癌患者的首发症状是乳房可触及蚕豆大小的无痛肿块。肿块较硬，早期可活动，后期活动性差。

2. 乳头溢液：溢液呈血性或浆液血性，颜色为无色、乳白色、黄褐色或红色，溢液可多可少。

3. 皮肤改变：乳腺肿瘤的皮肤改变与肿瘤部位深浅和侵犯程度有关，常见的皮肤改变是皮肤粘连，如"酒窝征"、橘皮样变，晚期乳腺癌浸润皮肤可致皮肤溃烂。

4. 外形改变：乳腺癌患者常常出现乳头回缩凹陷、乳头糜烂。

5. 全身症状：中晚期乳腺癌患者因癌肿转移，出现消瘦、贫血、疼痛等全身症状。

乳腺癌除了根据临床表现诊断外，还需借助各项检查。早期发现、早期诊断，是提高疗效的关键。多数患者是自己无意中发现乳腺肿块来医院就诊的，少数患者是通过定期体检或筛查发现乳腺肿物或可疑病变。X 线检查是乳腺癌诊断最常见的方法之一，目前应用最多的是钼靶 X 线摄影或干板 X 线摄影。超声显像和 MRI 检查无放射性损害，尤其是超声显像，对年轻女性和妊娠期、哺乳期妇女较为适宜。CT 扫描能显示 X 线不能发现的病灶。还有脱落细胞学检查、活体组织检查等均可辅助诊断，其中切除组织活检是乳腺疾病最具有决定性意义、最可靠的诊断方法。

【病因与病机】

中医学将乳腺癌的发病原因概括为内因和外因两种。内因为正气亏虚、忧郁思虑、情志内伤，精神刺激导致肝郁气滞、郁结伤脾，引起机体气血失调，脏腑功能紊乱，痰浊留滞乳房等致病。外因为外感邪毒、起居无常、饮食不节、宿疾迁延等。正如《医宗金鉴》言"（乳岩）由肝脾两伤，气郁凝结而成"，《外科正宗》认为"忧郁伤肝，思虑伤脾，积想在心，所愿不得，致经络痞涩，聚结成核"，说明外邪是乳腺癌的发病条件，气血紊乱、冲任失调、脏腑功能失调等导致机体免疫力降低，癌细胞容易侵入机体，最后邪毒蕴内、气滞血瘀、痰浊交凝，滞郁乳中而形成乳腺癌。

中医关于乳腺癌的主要病机如下。

1. 外感邪毒

正气亏虚，六淫邪毒乘虚侵入，与痰、瘀互结，蕴结于乳络而致病。

2. 情志内伤

情志不舒，肝失疏泄，气机失畅，血液瘀滞，痰湿内阻，痰瘀互结，乳络受阻而致病。

3. 饮食不节

饮食不节，脾胃受损，水湿不化，凝聚为痰，痰瘀、气滞、血瘀等积聚成癌。

4. 冲任失调

肝肾不足，冲任失调或肝肾阴虚，阴虚则火旺，脏腑气血失和，气滞、痰凝、血瘀互结而发为乳岩。

【辨证与论治】

1. 肝郁痰凝证

证候：发病与精神刺激有关，情志抑郁或性情暴躁，乳房肿块皮色不变，质硬而边界不清，或伴经前乳房胀痛，或少腹胀痛；苔薄脉弦。

治法：疏肝解郁，化痰散结。

常用药物：柴胡、当归、茯苓、白芍、薄荷、郁金、全蝎、乳香、没药、白芥子、白术、白花蛇舌草、香附、白英、山慈菇等。

2. 冲任失调证

证候：月经不调，腰腿酸软，五心烦躁，目涩口干，乳房肿块坚硬，舌质淡，苔少有裂纹，脉弦细。

治法：调理冲任，滋肝补肾。

常用药物：巴戟天、熟地黄、仙茅、淫羊藿、知母、白芍、瓜蒌、夏枯草、鸡血藤、川楝子、野菊花、炙鳖甲、石见穿、徐长卿、延胡索等。

3. 毒热蕴结证

证候：乳房肿块红肿疼痛，甚则溃烂呈翻花状，渗流血水，精神萎靡，面色晦暗或苍白，消瘦无力，纳少便秘，心悸失眠，舌质暗红，舌苔黄白或黄厚腻，脉弦数或滑数。

治法：清热解毒，化瘀扶正。

常用药物：黄芪、丹参、猫爪草、牡丹皮、蜂房、蒲公英、紫草

根、山慈菇、生地黄、芙蓉叶、当归、夏枯草、干蟾皮、青蒿、半枝
莲等。

4. 气血两虚证

证候：心悸气短，头晕乏力，少气懒言，面色苍白，失眠盗汗，大
便溏泄，小便清利，舌质淡，苔白腻，脉沉细无力。多见于晚期或手
术、放化疗后。

治法：益气补血，养心安神。

常用药物：党参、川贝母、白术、香附、熟地黄、补骨脂、大枣、
白花蛇舌草、半枝莲、莲子肉、白扁豆、当归、天葵子、穿山甲、七叶
一枝花等。

【乳腺癌的西医治疗】

西医对乳腺癌的治疗，以手术为主结合放疗、化疗、内分泌治疗及
分子靶向治疗。乳腺癌手术切除分为根治性手术和姑息性手术。

早期乳腺癌，患者自身免疫力功能尚好，单纯手术切除，治愈率较
高。Ⅰ期患者，行全乳腺切除手术及腋窝淋巴结清扫术，或乳腺癌根治
手术。Ⅱ期患者，行根治手术，结合放疗、化疗。Ⅲ期患者，行根治手
术，手术后胸骨旁、锁骨上放疗，结合化疗，并酌情行预防性去势手
术。Ⅳ期属晚期患者，可做单纯性全乳乳腺切除，结合术前或术后放
疗、综合性化疗及合并内分泌治疗、靶向治疗等。

【乳腺癌的个人治疗心得】

1. 中成药：犀黄丸、醒消丸、鸦胆子软胶囊、金水宝胶囊、小金
丹等。

2. 自拟方一：半枝莲、炮山甲、白花蛇舌草、山慈菇、金刚刺各
200g，蟹壳、蟹爪各100g。共研为末，炼蜜为丸，每丸9g，每日3次，
每次服1丸。

3. 自拟方二：牛黄3g，麝香3g，血竭20g，朱砂10g，蜈蚣30
条，琥珀15g，乳香159g，没药150g，雄黄150g，血竭7g，蟾酥100g，冰

片 6g，胆矾 6g，轻粉 6g，蜗牛 60 条。上药共研为末，水泛为丸，如芥子大小，每天服两次，每次 5 丸。

【乳腺癌的养生锻炼功法】

功法 1：

预备式：站立，两脚分开与肩宽，两腿微屈，两臂自然垂于身体两侧，两目微闭，神凝气和。

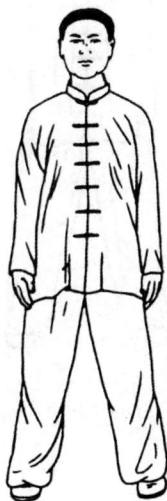

首先徐徐以鼻深吸气，同时双手缓缓抬起与肩高，如抱球状。

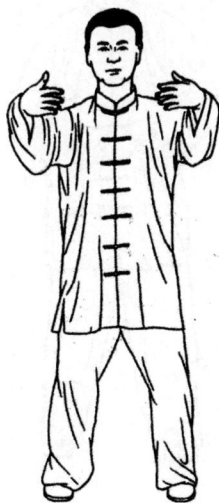

　　再徐徐呼气，同时双手翻掌缓缓托举与头部上方，掌心朝上，十指指尖相对，同时仰头看双掌，保持此托举姿势约 9 秒钟。

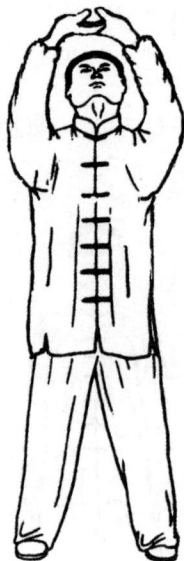

　　再双手翻掌、掌心朝下，双掌缓缓经面前下移至腹部丹田处，保持此姿势约 9 秒钟。

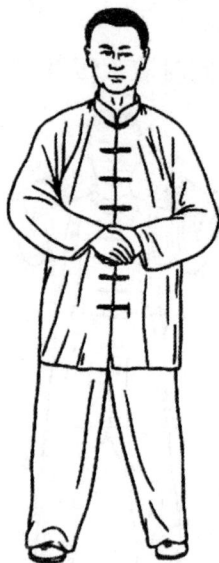

然后重复前面双掌缓缓托举姿势，如此反复练习 36 次。

功法 2：

预备式：站立，两脚分开与肩宽，两腿微屈，两臂自然垂于身体两侧，两目微闭，神凝气和。

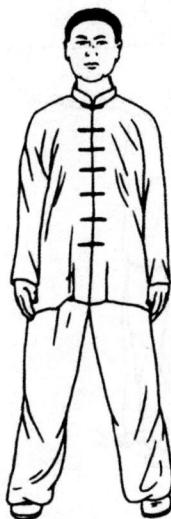

用双手握住两乳房，手指用力拿捏，向外一拽，迅速松开，重复36 次。

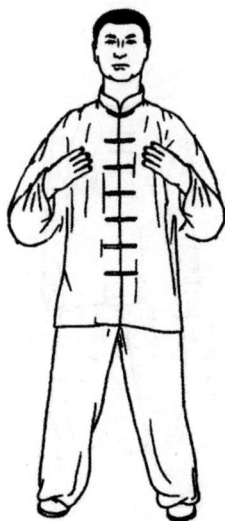

接着两手变掌握指为拳，缓缓向胸前平举与肩高，平举时两膝缓缓屈蹲呈马步，保持马步、双臂握拳平举姿势约9秒钟，再复原正身站立式，如此屈蹲平举36次。

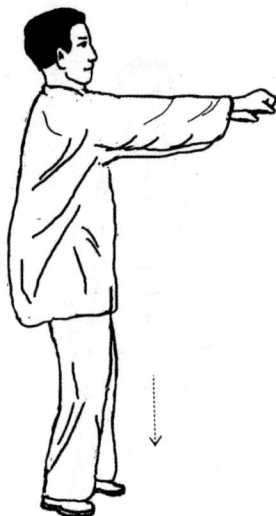

功法3：

预备式：站立，两脚分开与肩宽，两腿微屈，两臂自然垂于身体两侧，两目微闭，神凝气和。

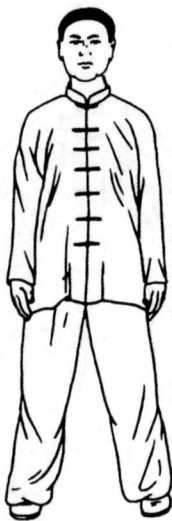

106

徐徐以鼻深吸气，同时两手在腹前交叉，慢慢上举至头顶上方交叉，掌心朝上，头朝上看。

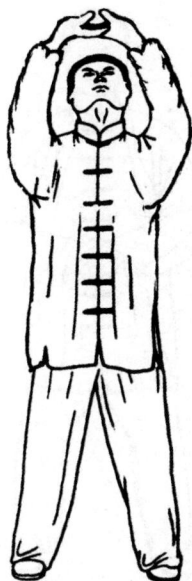

徐徐用口呼气，同时双臂分开。

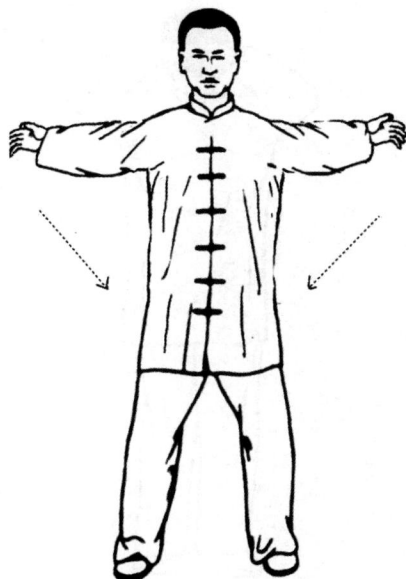

经身体两侧下落至腹前交叉，掌心朝里，同时屈膝下蹲。操练
36 次。

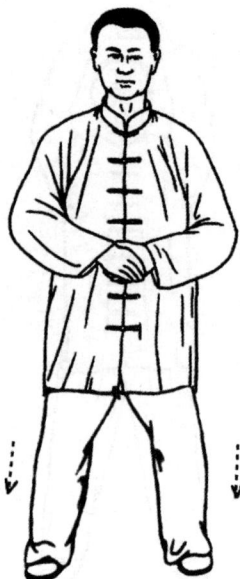

接着抱住后脑勺，左右转身，使胸部慢慢扩展。每侧各转 36 次。

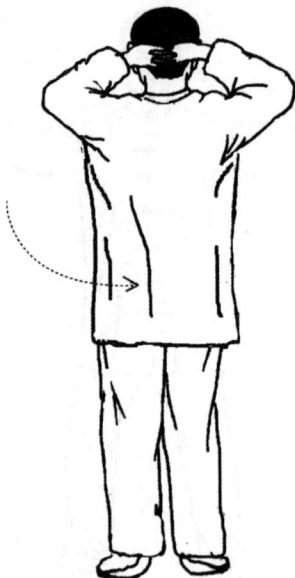

第八节 胃癌

【概述与症状】

胃癌在中医学中属于"反胃""积聚""胃脘痛""噎膈""伏梁"等病证的范畴。

中医学认为，胃癌发病的病位在胃，胃癌的发病与脾、肝、肾关系密切。胃癌的形成，多与机体内伤七情、外感六淫、正气不足、饮食失调等有关。我国的中医古典医籍中就有不少关于胃癌的论述。2000多年前的《灵枢·四时气》曰："饮食不下，膈塞不通，邪在胃脘。"《难经·五十六难》描述胃癌"脾之积，名曰痞气，在胃脘，覆大如盘，久不愈"。医圣张仲景《金匮要略·呕吐哕下利病脉证治》说"趺阳脉浮而涩，浮则为虚，涩则伤脾，脾伤则不磨，朝食暮吐，暮食朝吐，宿谷不化，名曰胃反"，和胃癌的幽门梗阻症状相似。胃癌的病本在"脾"，脾胃虚弱是胃癌的发生与发展的基本因素之一。

西医学认为，胃癌是起源于胃黏膜上皮细胞的恶性肿瘤，是最常见的严重危害人类健康的恶性肿瘤之一。其发病率在世界范围内排名第4位，死亡率高居第2位。我国是胃癌高发国家，每年约有20万新发胃癌患者。

胃癌的患者早期无明显症状，中晚期出现胃脘疼痛、食欲下降、消化道出血、穿孔、幽门梗阻、消瘦乏力、代谢障碍及扩散转移后引起相应的症状。胃癌的发病与遗传因素，地理环境因素，饮食因素及有胃溃疡、慢性胃炎、胃息肉病史等因素有关。

胃癌起病隐匿，早期常因明显症状而漏诊，同时，胃癌具有易转移与易复发、预后差等特点。很多患者都是出现胃脘部持续性疼痛甚至出现黑便或呕血才引起注意，而此时患者的病情大多已经发展到了胃癌晚期，失去了最佳的治疗时机。胃癌绝大多数是胃腺癌，可分为腺癌、腺鳞癌、鳞癌、类癌等。

胃癌的具体表现如下。

1. 胃脘疼痛：大多数胃癌患者的首发症状是胃脘部有疼痛的症状。开始是上腹部不适或有膨胀、沉重感，偶尔出现上腹部隐隐作痛。

2. 食欲减退：食欲减退且消瘦乏力是一组常见而又缺乏特异性的胃癌早期信号。特别是有胃痛症状同时出现，并排除肝炎时，尤其须重视。

3. 恶心呕吐：早期胃癌患者可出现食后饱胀感，并伴有恶心呕吐的症状。由于患者腹胀部位多在剑突下或偏右的地方，因此易被误诊为胆囊疾病。

4. 呕血便血：早期胃癌患者常出现便血的症状，这是由于病变破坏了胃内小血管。部分患者出现腹泻、便秘、腹部不适、上腹有深压痛及轻度肌紧张等症状，也可视为胃癌的早期信号，应及时做全面的检查。

胃癌除了根据临床表现诊断外，还需借助各项检查。胃肠 X 线检查是胃癌的主要检查方法，通过对不同充盈度的投照以显示黏膜纹，如加压投照双重对比等方法，尤其是钡剂、空气双重对比方法，可以检出胃壁的微小病变。常采用气钡双重造影，通过观察黏膜相和充盈相进行诊断。早期胃癌的主要改变为黏膜相异常，进展期胃癌的形态与胃癌大体分型基本一致。纤维胃镜检查可以直接观察胃黏膜病变的部位和范围，并可获取病变组织进行病理学检查，是诊断胃癌最准确的方法。在胃癌诊断中，腹部超声主要用于观察胃的邻近脏器（特别是肝、胰）受浸润及淋巴结转移的情况。多层螺旋 CT 扫描结合三维立体重建和模拟内腔镜技术，是一种新型无创检查手段，有助于胃癌的诊断和术前临床分期。另外，还有胃液检查、生物学与生物化学检查、大便隐血试验等诊断方法。

【病因与病机】

中医学将胃癌的发病原因概括为内因和外因两种。内因为正气亏虚、忧思过度、情志不遂等；外因为外感六淫、饮食失调等。正虚和邪实，导致肝郁气滞、脾胃损伤，运化失司，痰湿内阻，气结痰凝而致病。《灵枢·五变》曰："脾胃之间，寒温不次，邪气稍至，蓄积留止，大聚乃起。"说明外感六淫等是导致肿瘤发生的原因之一。明代李中梓的《医宗必读》认为："积之成者，正气不足而后邪气踞之。"

中医关于胃癌的主要病机如下。

1. 外感六淫

六淫邪气，从口入内，稽留不去，阻碍气机，脾胃不调，运化失司，痰湿内生，脾胃升降失常而致病。

2. 内伤七情

思虑伤脾，脾伤则气结；怒则伤肝，肝火横逆犯胃，导致脾胃升降失和，运化失常，久之则饮食梗噎难下，或食入则吐，或脾失统摄而致出血。

3. 饮食失宜

长期饮食过冷过热、饥饱不均、过食肥甘、嗜好烟酒等，影响脾胃功能，脾失健运，胃失和降，聚湿生热，湿热内蕴成痰，痰浊致血行不畅，化生瘀毒阻于胃脘而发此病。

4. 脾肾两虚

正气不足、脾肾两虚，阴阳失调，脾虚运化失常，肾亏命门火衰，水湿停滞酿生癌肿。

【辨证与论治】

1. 肝胃不和证

证候：胃脘胀痛，胁肋窜痛，呃逆呕吐，口苦心烦，嗳气吞酸，舌苔薄黄或薄白或腻，脉弦细。

治法：疏肝降逆，和胃止痛。

常用药物：柴胡、当归、香附、白芍、黄芩、半夏、川楝子、郁金、茯苓、枳壳、延胡索、炒鸡内金、藤梨根、八月札、壁虎等。

2. 痰湿凝滞证

证候：胃脘胀满或有隐痛，面黄虚肿，呕吐痰涎，纳差便溏，舌淡滑，苔滑腻，脉弦滑。

治法：温中和胃，运脾化湿。

常用药物：生牡蛎、吴茱萸、炮山甲、山慈菇、旋覆花、干姜、陈皮、春砂仁、法半夏、茯苓、炒扁豆、山药、鬼箭羽、红藤、石见穿等。

3. 脾胃虚寒证

证候：胃脘隐痛，喜按喜温，不渴，朝食暮吐，或暮食朝吐，时呕清水，面色苍白，形寒肢冷，便溏乏力，舌质淡而胖，舌苔白滑，脉沉缓或细濡。

治法：温中散寒，健脾和胃。

常用药物：潞党参、白扁豆、焦白术、肉豆蔻、干姜、丁香、地龙、莲子肉、肉桂、炒鸡内金、绞股蓝、春砂仁、白英、龙葵、八月札等。

4. 气血双亏证

证候：气短乏力，心悸头晕，面色苍白，面目浮肿，畏寒肢冷，虚烦不寐，自汗盗汗，纳呆消瘦，舌质淡胖，苔少，脉虚细无力。

治法：补气养血，固本培元。

常用药物：西洋参、当归、白芍、川芎、熟地黄、山萸肉、丹参、壁虎、白术、紫河车、黄精、阿胶、黄芪、蒲公英、白花蛇舌草等。

【胃癌的西医治疗】

西医对胃癌的治疗，以手术切除为主要治疗手段。手术切除有根治性手术和姑息性手术。根治性手术原则为整块切除，包括癌灶和可能受浸润胃壁在内的胃的部分或全部，按临床分期标准整块清除胃周围的淋巴结，重建消化道。姑息性手术是原发灶无法切除，为了减轻由于梗阻、穿孔、出血等并发症引起的症状而进行的手术，如胃空肠吻合术、空肠造口、穿孔修补术等。胃癌根治性手术包括早期胃癌的内镜黏膜切开（EMR）、内镜黏膜下切除（ESD）等；姑息性手术包括胃癌姑息性切除、胃空肠吻合术、空肠营养管置入术等。胃癌化疗用于根治性手术的术前、术中和术后，延长生存期。晚期胃癌患者采用适量化疗能减缓肿瘤的发展速度，改善症状，有一定的近期效果。靶向治疗可针对性地损伤癌细胞，减轻正常细胞损害。目前胃癌靶向治疗药物种类及作用均有限。胃癌的免疫治疗包括非特异生物反应调节剂如卡介苗、香菇多糖等；细胞因子如白介素、干扰素、肿瘤坏死因子等。

【胃癌的个人治疗心得】

1. 中成药：康艾注射液、平消胶囊、复方苦参注射液、鸦胆子油乳注射液等。

2. 自拟方一：山蛪虫200g，蟾衣80g，生水蛭80g。共研为末，装入0号胶囊，每日3次，每次服6粒。

3. 自拟方二：蒲公英15g，绞股蓝20g，三叶青20g，冬凌草10g，仙鹤草15g，水煎内服，每日当茶饮。

【胃癌的养生锻炼功法】

功法1：

预备式：站立，两脚分开与肩宽，两腿微屈，两臂自然垂于身体两

侧，两目微闭，神凝气和。

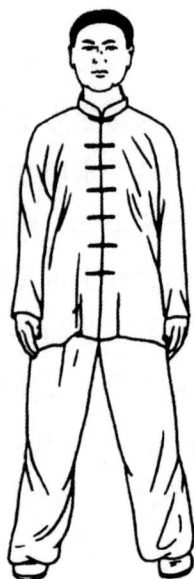

首先向前平舒两臂，掌心向前，指尖向上，两臂挺直，双掌在胸前一推一拉，自觉膈上（胸腔内）荡动，如此推拉 36 次。

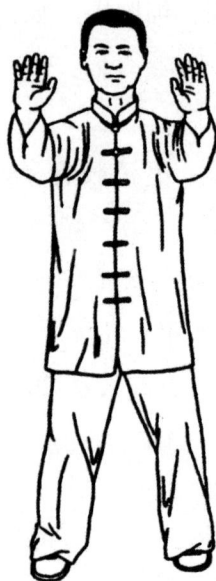

接着两臂收回放腰间，手心向上，手指向前。

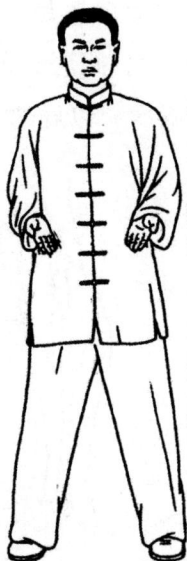

掌从腰间伸直，两臂挺直，一缩一伸，缩时充分吸气，伸时充分呼气，吸气时腹部向里缩，呼气时腹部向外挺（逆式呼吸），自觉膈下（胃肠部）蠕动。

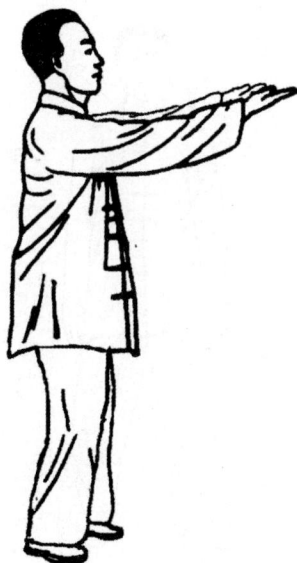

如此伸缩 36 次。最后端坐式或盘膝坐式，静心宁神、排除杂念，待呼吸平和自然后，以双手中指点按足三里穴（足阳明胃经的穴位，在小腿前外侧，外膝眼直下三寸，距胫骨前缘一横指处），揉按 36 次。再用两掌上下摩擦足三里穴 36 次，以局部微微发热为宜。

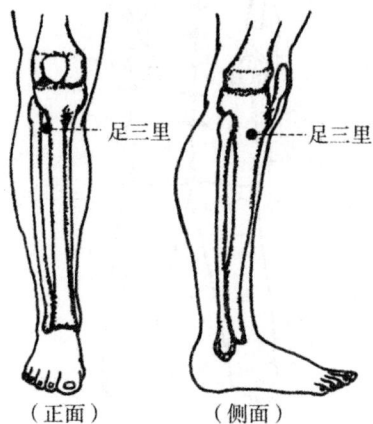

（正面）　　　（侧面）

功法 2：

预备式：站立，两脚分开与肩宽，两腿微屈，两臂自然垂于身体两侧，两目微闭，神凝气和。

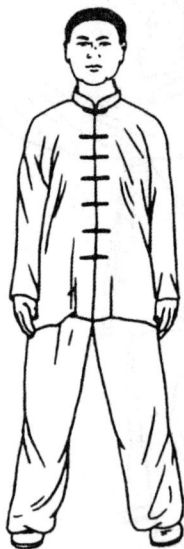

首先用两手大拇指肚由剑突下至脐上，反复向下推搓 36 次。剑突下至脐上有上脘穴、中脘穴、下脘穴。上脘穴位于上腹部，脐中上 5 寸，前正中线上；中脘穴位于上腹部，脐中上 4 寸，前正中线上；下脘穴位于上腹部，脐中上 2 寸，前正中线上。

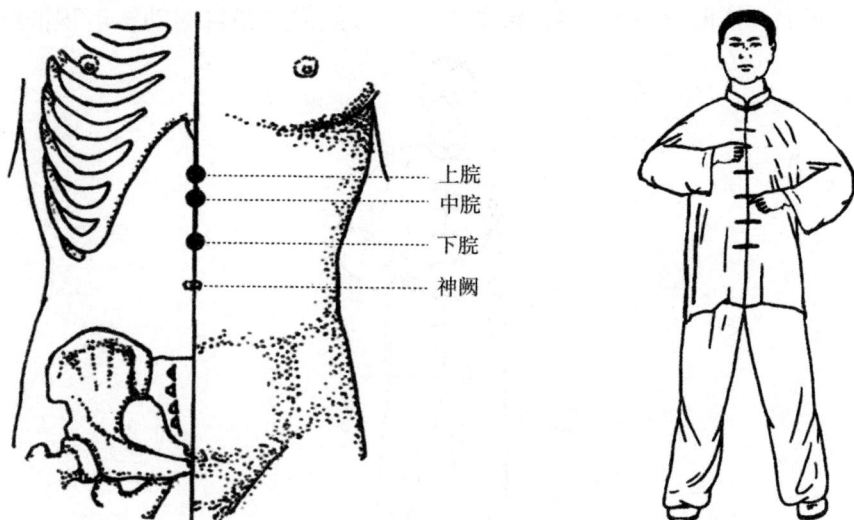

然后左手握拳，伸直中指点按在脐中神阙穴上，右手握住左手，双手用力，通过指尖进行反复按压 36 次，以局部有痛感为度。

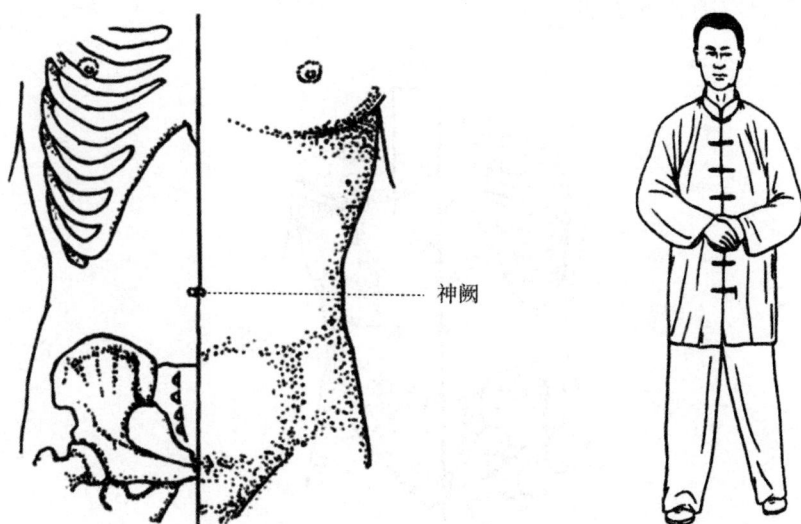

神阙穴正当脐中。脐为脐带脱落处结疤后形成的凹陷，胎儿靠脐带转输母体的营养而生长，故脐可谓元神出入之道，与全身息息相通。点按神阙穴，可以疏通全身气血，有延年益寿之功。

最后先以右手压左手，拊于脐上，顺时针旋转，又以左手压右手，拊于脐上，逆时针旋转，各揉摩 36 转，法能促进肠胃蠕动，消积散结。

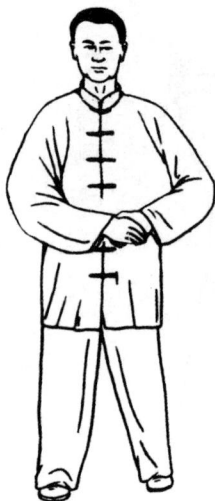

天枢穴位于肚脐旁 2 寸，按摩天枢，能增进肠胃的消化吸收和传输功能，通六腑，安五脏。

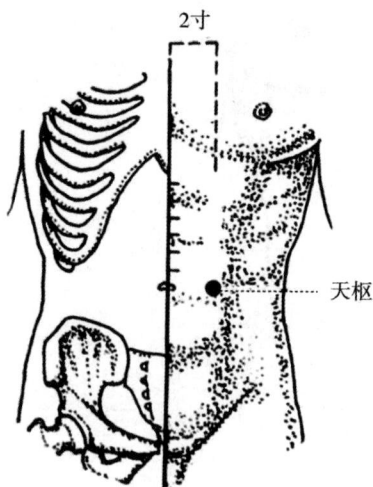

功法3：

预备式：站立，两脚分开与肩宽，两腿微屈，两臂自然垂于身体两侧，两目微闭，神凝气和。

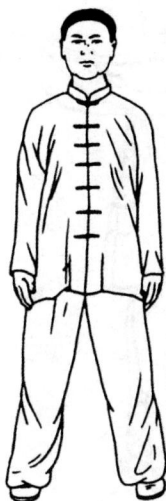

首先两臂经体侧缓缓上举过头，掌心朝下，十指相对，两目垂帘，全身放松，松腰坐胯，气沉丹田，意守命门穴（督脉上穴位，在腰部，当后正中线上，第二腰椎棘突下凹陷处）。默数36下后，两掌经体前下落还原成预备式。如此练习36次。

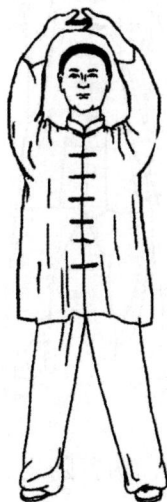

再两臂经体前上举至肩平，与肩同宽，掌心朝上，同时徐徐以鼻吸气。

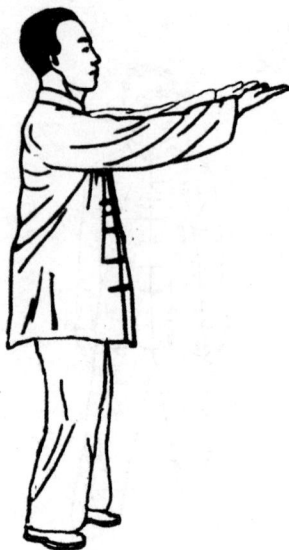

接着两臂外旋，掌心朝里，如抱球状，同时以口缓缓呼气。

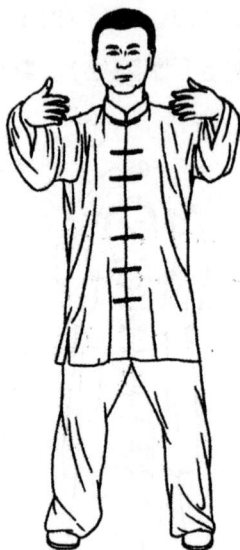

接着两腿屈膝，身体左转，两臂随之，松腰坐胯，同时徐徐以鼻吸

气；再慢慢以口呼气，同时身体转正，两膝伸直，两臂内旋，掌心朝下，在体前缓缓下落还原成预备式。

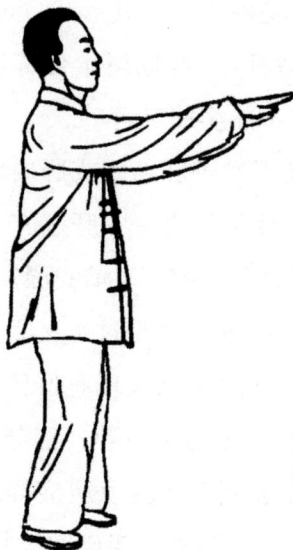

　　随后身体右转，两臂随之，松腰坐胯，同时徐徐以鼻吸气；再慢慢以口呼气，同时身转正，两膝伸直，两臂内旋，掌心朝下，在体前缓缓下落还原成预备式。如此左右交替练习 36 次。

第九节　肝癌

【概述与症状】

　　肝癌在中医学中属于"臌胀""胁痛""积聚""癥瘕""黄疸""肝积""肥气""伏梁"等病证的范畴。

　　中医学认为，肝癌发病的病位在肝，肝癌的发病与胆、脾、胃、肾关系密切。肝癌的形成，多与机体正气亏虚、情志内伤、邪毒内侵、饮食劳倦等有关。我国的中医古典医籍中就有不少关于肝癌的论述。《难经·五十六难》描述肝癌曰："脾之积，名曰痞气，在胃脘，覆大如盘，久不愈，令人四肢不收，发黄疸，饮食不为肌肤。"《诸病源候论》认为："盘牢不移动者，是癥也。言其形状，可征验也。若积引岁月，人即柴瘦，腹转大，遂致死。"肝癌属本虚标实，因虚得病，由虚致实，是一种全身属虚、局部属实的疾病。

西医学认为，肝癌是原发于肝细胞或肝内胆管上皮细胞的恶性肿瘤，是最常见的消化道恶性肿瘤之一。肝癌有"癌中之王"之称，我国是全世界肝癌发病率最高的国家，目前我国发患者数约占全球总发患者数的55%，肝癌发病的高危人群超过1亿人。肝癌患者的早期症状无特异性，中晚期肝癌常见的临床表现有肝区疼痛、腹胀、纳差、乏力、消瘦、进行性肝大或上腹部包块等；部分患者有低热、黄疸、腹泻、上消化道出血，肝癌破裂后出现急腹症等。肝癌的发病与遗传因素、饮水污染、黄曲霉素、性激素、亚硝胺类物质及患有病毒性肝炎、脂肪肝等因素等有关。

肝癌具有起病隐匿，原发性肝癌的临床表现极不典型。5cm以下的小肝癌约70%无症状，症状一旦出现，说明肿瘤已经较大，其病势进展一般很迅速，通常在数周内即呈现恶病质，出现肝功能衰竭、肝性脑病、上消化道大出血等原因，往往在几个月至1年即衰竭死亡。肝癌各类型中占大多数的是肝细胞癌，在我国肝癌患者中占90%以上，其次为胆管细胞癌和混合型肝癌。

肝癌的具体表现如下。

1. 肝区疼痛：由于肿瘤生长迅速使肝包膜张力增大，或肿瘤累及肝包膜所致，往往为中晚期肝癌的首发症状。疼痛部位多位于右胁部或剑突下。

2. 消化道症状：由于肝脏病理性改变，致门静脉系统压力升高，导致消化道功能失调。表现为胃酸减少、食后腹胀、恶心呕吐或腹泻症状。

3. 消瘦乏力：常出现在肝癌中晚期。为肿瘤代谢产物引起机体生化代谢改变所致，严重时会出现恶病质。

4. 发热出血：部分肝癌患者早期会出现中低度发热现象，呈不规则热型。肝癌的发热多为癌性热，这是肿瘤组织坏死后释放致热原进入血液循环所致。早期的肝癌患者，常出现牙龈出血、皮下瘀斑等出血倾向。

5. 腹水、皮肤瘙痒：腹水是因为患者原来就患有肝硬化，癌组织侵入静脉而形成癌栓，压迫门静脉导致。约1/3的肝癌患者在发病过程中出现黄疸。皮肤瘙痒也是肝病、肝癌患者的常见症状。

肝癌除了根据临床表现诊断外，还需借助各项检查。多普勒超声检查结合超声造影，可显示肿瘤的大小、形态、所在部位以及肝静脉或门静脉内有无癌栓，其诊断准确率可达90%，是原发性肝癌最常用的检查方法。肝癌血清标志物检测即血清甲胎蛋白（AFP）的测定，对诊断肝癌有相对的特异性。放射免疫法测定持续血清 AFP≥400μg/L，并能排除妊娠、活动性肝病等，即可考虑肝癌。CT 检查具有较高的分辨率，对肝癌的诊断符合率可达90%以上，可检出直径 1.0cm 左右的微小癌灶。MRI 检查诊断价值与 CT 相仿，对良、恶性肝内占位病变，特别是与血管瘤的鉴别优于 CT。还有肝动脉造影、正电子发射型计算机断层显像（PET－CT）、肝穿刺行针吸细胞学检查等。

【病因与病机】

中医学将肝癌的发病原因概括为内因和外因两种。内因为机体的气血亏虚、情志内伤等；外因为邪毒侵蚀、饮食劳倦等导致气滞、血瘀、痰湿，终因气血耗损、气滞血瘀、痰湿内停，痰、气、瘀、毒相互结聚于肝，发为癌肿。《诸病源候论·积聚病诸候》曰："积聚者，由阴阳不和，脏腑虚弱，受于风邪，搏于脏腑之气所为也。"认为正气虚损是肝癌发生发展的内在因素，癌毒内生是肝癌发生发展的病理基础。

中医关于肝癌的主要病机如下。

1. 邪毒侵蚀

感受邪毒，留恋体内，久治不愈，易化毒成瘀，毒瘀内聚，终成癥积。

2. 情志内伤

情志郁怒，思伤脾、怒伤肝，情志不得宣泄而致肝气郁结，气滞血瘀，结于腹中，日久形成积块。

3. 饮食劳倦

由于长期嗜酒过度，或食霉变食物等，损伤脾胃，脾虚湿困，水湿内停，积聚腹中，发为鼓胀，久成瘤块。

4. 气血亏虚

先天禀赋薄弱，或后天失养，或他病日久而正气虚弱，正虚易致邪气内聚，痰毒积聚而致病。

【辨证与论治】

1. 脾虚肝郁证

证候：食少，胃脘胀满，胁肋疼痛，大便溏薄，神疲体倦，少气懒言，口苦咽干，嗳气泛酸，舌质淡红，苔薄白，脉弦弱。

治法：健脾益气，疏肝解郁。

常用药物：太子参、炒白术、茯苓、柴胡、当归、白芍、黄芪、白扁豆、山药、地龙、壁虎、龙葵、玫瑰花、八月札、降香等。

2. 气滞血瘀证

证候：胁肋胀满，走窜疼痛，痛如锥刺，痛牵腰背时固定不移，恶心纳差，舌质紫暗，苔淡白，脉弦涩。

治法：活血化瘀，行气散结。

常用药物：当归、桃仁、红花、枳壳、赤芍、白芍、柴胡、川芎、牛膝、丹参、白花蛇舌草、川楝子、炮山甲、山栀子、蜈蚣等。

3. 肝胆湿热证

证候：身热不扬，肝区疼痛，恶心呕吐，头痛身重，口干，黄疸，食少腹胀，小便短赤，大便泄泻，舌红苔黄腻，脉滑数。

治法：清肝利胆，化湿消肿。

常用药物：龙胆草、黄芩、车前草、土茯苓、柴胡、生地黄、泽泻、石斛、岩柏、马兰根、田基黄、薏苡仁、虎杖、猫爪草、平地木等。

4. 肝肾阴虚证

证候：头晕耳鸣，五心烦热，口干咽燥，胁肋隐痛，纳少消瘦，黄疸尿赤，低热盗汗，大便干结，牙宣，鼻衄，舌体瘦，舌质红，苔薄少，脉沉细或见弦数。

治法：滋阴补肾，益血柔肝。

常用药物：女贞子、西洋参、旱莲草、北沙参、天冬、五味子、枸杞子、生地黄、山药、当归、白术、玄参、鸡骨草、炙鳖甲、炙龟甲等。

【肝癌的西医治疗】

西医对肝癌的治疗，以手术切除为主要治疗手段，手术方法有根治性肝切除、姑息性肝切除等。对不能切除的肝癌可根据具体情况，采用术中肝动脉结扎、肝动脉化疗栓塞、射频、冷冻、激光、微波等治疗，均有一定的疗效。不能切除癌肿的患者，或肿瘤姑息切除的后续治疗者，可采用肝动脉和（或）门静脉置泵（皮下埋藏灌注装置）做区域化疗栓塞；也可行放射介入治疗，经股动脉做选择性插管至肝动脉，注入栓塞剂（常用如碘化油）和抗癌药行化疗栓塞，部分患者可因此获得手术切除的机会。对一般情况较好，肝功能尚好，不伴有肝硬化，无黄疸、腹水，无脾功能亢进和食管静脉曲张，癌肿较局限，尚无远处转移而又不适于手术切除或手术后复发者，可采用放疗为主的综合治疗。还有免疫核糖核酸、干扰素、白细胞介素-2、胸腺肽等，可与化疗联合应用。

【肝癌的个人治疗心得】

1. 中成药：艾迪注射液、康艾注射液、斑蝥酸钠维生素 B_6 注射液、复方斑蝥胶囊、华蟾素胶囊等。

2. 自拟方一：干蟾衣 8g，守宫 4g，炙鳖甲 30g，白花蛇舌草 30g，生半夏 15g。以上 5 味药先煎 25 分钟。然后加入杭芍 30g，生黄芪 30g，山药 20g，青蒿 20g，夏枯草 20g，柴胡 15g，石见穿 20g。水煎内服，每日两次。3 个月为一疗程。

3. 自拟方二：马钱子、琥珀、蟾酥、樟脑、山柰、乳香、没药、小茴香、公丁香各 20g，石菖蒲、赤芍、威灵仙、斑蝥、黄柏、天南星各 15g，蓖麻仁 20 粒。以上共研为末，取鸡蛋清适量，加少许白醋，混合均匀，搅拌成糊状，敷于期门穴（位于胸部，当乳头直下，第 6 肋间隙，前正中线旁开 4 寸）。

【肝癌的养生锻炼功法】

功法 1：

预备式：站立，两脚分开与肩同宽，两腿微屈，两臂自然垂于身体两侧，两目微闭，神凝气和。

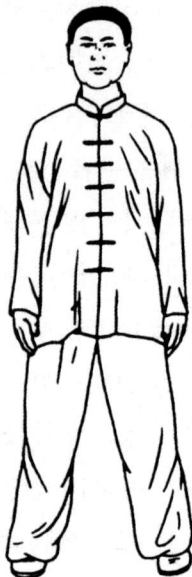

首先向前平舒两臂，掌心向前，指尖向上，两臂挺直，双掌在胸前

一推一拉，自觉膈上（胸腔内）荡动，如此推拉 36 次。

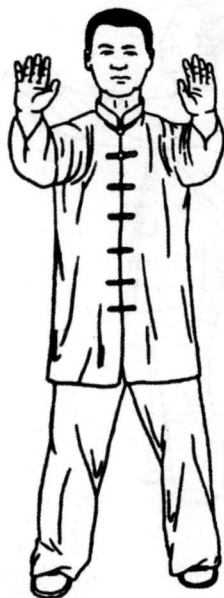

接着两掌收回腰间，手心向上，手指向前伸直。

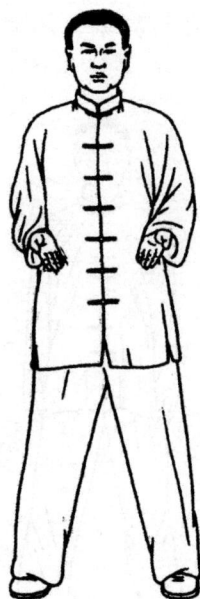

然后两掌从腰间伸出，两臂挺直，一缩一伸。

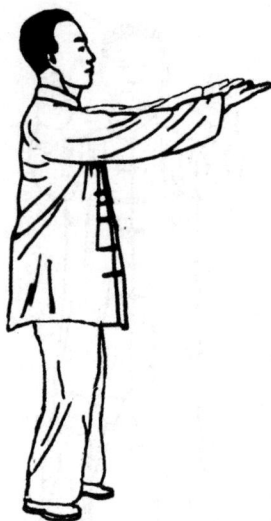

缩时充分吸气，伸时充分呼气，吸气时腹部向里缩，呼气时腹部向外挺（逆式呼吸），自觉膈下（胃肠部）蠕动。如此伸缩36次。

功法2：

预备式：站立，两脚分开与肩宽，两腿微屈，两臂自然垂于身体两侧，两目微闭，神凝气和。

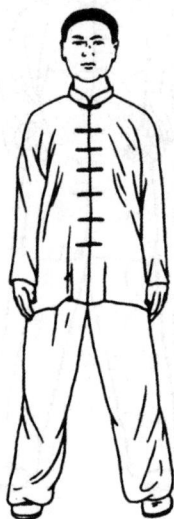

首先双手起掌上下重叠置于腹前气海穴（任脉穴位，位于前正中线上，当脐中下 1.5 寸），即下丹田处。

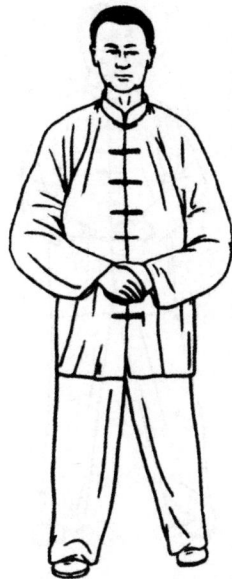

随后掌心朝上，待平息后，徐徐以鼻吸气，同时缓缓抬掌至印堂穴（经外奇穴，在额部，当两眉头之中间）。

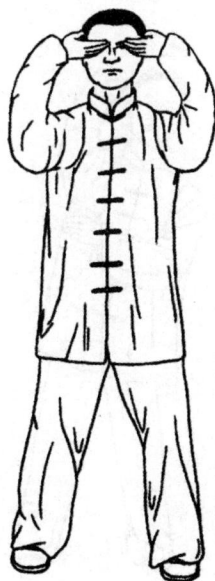

　　再以口徐徐呼气，同时缓缓翻掌，掌心朝下，至气海穴处，如此反
复练习9次。

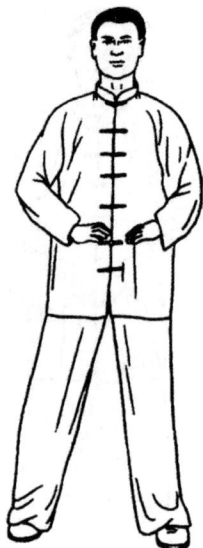

　　随后将两手相互摩擦生热后，身向左侧弯，右手臂贴右耳举起，以
左掌上下搓擦胁肋部36次；然后身向右侧弯，左手臂贴左耳举起，以
右掌上下搓擦胁肋部36次。

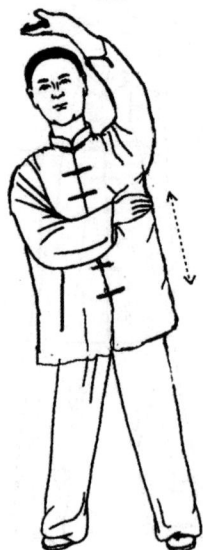

功法 3：

预备式：站立，两脚分开与肩宽，两腿微屈，两臂自然垂于身体两侧，两目微闭，神凝气和。

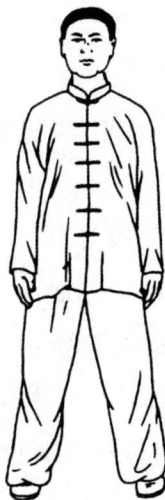

首先两腿微屈下蹲，身体左转侧抱球，右掌心朝下，左掌心朝上，双手掌心相对呈抱球状。以鼻徐徐吸气，接着身体右转侧抱球，左掌心朝下，右掌心朝上，双手掌心相对呈抱球状。以口缓缓呼气，身体左右转动，如此练习各 36 次。

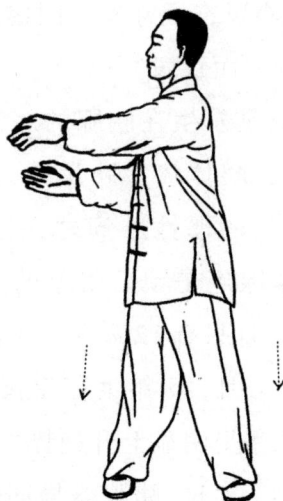

第十节　胰腺癌

【概述与症状】

胰腺癌在中医学中属于"腹痛""积聚""癥瘕""黄疸""伏梁"等病证的范畴。

中医学认为，胰腺癌的发病与肝、胆、脾、胃关系密切。胰腺癌的形成，多由机体正气不足、气血亏虚、内伤七情、邪毒侵犯等所致。在我国最早的中医医籍《黄帝内经》中就有关于胰腺癌的记载和描述。《难经·五十五难》曰："积者，阴气也，其始发有常处，其痛不离其部，上下有所始终，左右有所穷处。聚者，阳气也，其始发无根本，上下无所留止，其痛无常处，谓之聚。"李东垣《脾胃论》言："脾长一尺，掩太仓。"清代王清任《医林改错》说："津管一物，最难查看，因上有总提遮盖，总提俗名胰子，其体长于贲门之右，幽门之左，正盖津门，总提下，前连气府接小肠。"隋代巢元方著《诸病源候论》中曰："癥瘕者，皆由寒温不调，饮食不化，与脏气相搏结所生也。"胰腺癌属本虚标实，因虚致实。胰腺癌为脾肾亏虚的本虚和湿热毒聚的标实而致病。

西医学认为，胰腺癌是发生在胰腺的恶性肿瘤，根据肿瘤生长的部位不同，有胰头癌、胰体癌、胰尾癌之分，50%以上为胰头癌，是消化系统较为常见的恶性肿瘤之一。胰腺癌一直和肝癌争"癌王"之位，是因为胰腺癌是预后很差的恶性肿瘤之一，75%以上的确诊病例属晚期，并且只有12%~15%的病例可以进行手术根治，中位生存期仅3~6个月，5年生存率仅为5%~10%。世界范围内胰腺癌发病率和死亡率呈明显上升趋势，男性的发病率高于女性的发病率，男女发病比例为2:1。胰腺癌早期的症状不明显，可以表现为上腹部不适、隐痛、消化不良；中晚期胰腺癌常见的临床表现有上腹部或腰背部疼痛，睡眠差，厌食，黄疸，体重下降，腹泻，乏力等。胰腺癌的发病与饮食失节、七情不遂、寒温失调、诸般内伤等因素等有关。

胰腺癌具有起病隐匿，病情发展迅速，症状和体征复杂多变等特点。胰腺癌的临床表现取决于癌肿初起的部位、癌肿引起的梗阻情况、胰腺被破坏的程度及有无转移癌等。胰腺癌中约 90% 为起源于导管上皮的导管腺癌，另外还有囊腺癌、导管内乳头状黏液腺癌、腺泡细胞癌等。

胰腺癌的具体表现如下。

1. 上腹疼痛：多数患者会出现上腹部不适合隐痛。疼痛的性质早期常为定位不清的钝痛或隐痛，继而发展为阵发性绞痛或持续性钝痛，常在仰卧位及夜间加剧，而俯卧、坐、立及行走时会减轻。

2. 消瘦乏力：胰腺癌和其他癌症不同，常在初期即有体重下降、全身乏力的症状。因此，对不明原因的体重下降，特别是 40 岁以上的男性，要警惕胰腺癌发生的可能。晚期患者会出现恶病质状态。

3. 黄疸：黄疸是胰腺癌，特别是胰头癌的重要症状。黄疸可伴见小便深黄及陶土样大便。胰腺癌在波及胰头时才出现黄疸。有些胰腺癌患者晚期出现黄疸是由于癌症向肝转移所致。约 1/4 的患者合并顽固性的皮肤瘙痒，多为进行性。

4. 消化道症状：最多见的为食欲不振，其次有恶心、呕吐，可有腹泻或便秘甚至黑便，腹泻常常为脂肪泻。少数患者出现梗阻性呕吐。胰腺癌也可发生上消化道出血，表现为呕血、黑便。胰腺癌患者还会出现间歇性或持续性低热的症状。

胰腺癌除了根据临床表现诊断外，还需借助各项检查。B 超是胰腺癌的首选检查。B 超、CT、MRI、ERCP、PTCD、血管造影、腹腔镜检查、肿瘤标志物测定、癌基因分析等，对确定诊断胰腺癌和判断能否手术切除有相当大的帮助。一般情况下 B 超、糖类抗原 CA19 - 9、癌胚抗原（carcinoembryonic antigen，CEA）可作为筛选性检查，一旦怀疑是胰腺癌，进行 CT 检查是必要的。患者有黄疸而且比较严重，经 CT 检查后不能确定诊断时，可选择 ERCP 和 PTCD 检查。MRI 对胰腺癌的诊断价值并不优于 CT。对已确诊为胰腺癌但又无法判断能否手术切除时，选择血管造影和（或）腹腔镜检查是有临床意义的。不能手术切除，也没有姑息手术指征的胰腺癌或壶腹周围癌患者拟行化疗和放疗前，行细针穿刺获取细胞学检查是必要的。对有手术切除可能的患者一般不行此检查，因为细针穿刺有可能导致癌细胞在腹腔内播散。

【病因与病机】

中医学将胰腺癌的发病原因概括为内因和外因两种。内因为正气亏虚、七情内伤等；外因为外感湿热、饮食劳倦、邪毒内侵等。正如《医学入门·丹台玉案》云："有寒客之则阻不行，有热内生郁而不散，有食积、死血、湿痰结滞妨碍升降，有怒气伤肝木来克土，有伤劳倦、血虚、气虚则运化自迟，皆能作痛。"胰腺癌的发病，在病因上与情志、饮食关系密切，在病机上主要表现为湿热、痰结、血瘀相互搏结，影响气机的畅达，而形成胰腺癌。

中医关于胰腺癌的主要病机如下。

1. 邪毒内侵

感受湿热邪毒，留恋体内，久治不愈，化毒成瘀，毒瘀内聚，久之形成癥积。

2. 情志郁怒

由于肝郁气滞，气机不畅，脾湿郁困，郁久化热，湿热蕴结内，日久成毒，积结成癌。

3. 饮食劳倦

由于饮食不节，酗酒厚味，过食肥甘，致脾失运化，水湿内停，聚于腹中；湿热内生，阻滞气血，积久化毒，久成瘤块。

4. 正气亏虚

禀赋不足或后天失养，或他病日久，耗损正气，脾肾阳虚或肝肾阴虚，致邪气内聚，痰毒瘀积而发病。

【辨证与论治】

1. 湿热蕴结证

证候：脘腹胀闷，时或疼痛，发热缠绵，口苦纳呆，或见黄疸，小便黄赤，大便秘结或溏薄，消瘦乏力，舌质红，苔黄腻，脉滑数。

治法：清热祛湿，利胆解毒。

常用药物：白豆蔻、茵陈、黄芩、栀子、虎杖、茯苓、半夏、薏苡仁、半枝莲、白扁豆、泽泻、淡竹叶、白术、郁金、白毛藤等。

2. 气滞血瘀证

证候：胸腹胀满，恶心呕吐，上腹部疼痛，呈持续性，痛处固定，食少纳差，口苦口干，形体消瘦，舌质淡红，苔薄或腻，脉弦细涩。

治法：行气活血，化瘀散结。

常用药物：川楝子、当归、莪术、丹参、白芍、川芎、牛膝、生地黄、乌药、八月札、白花蛇舌草、浙贝母、炮山甲、藤梨根、白屈菜等。

3. 阴虚热毒证

证候：低热不退，口干心烦，消瘦神疲，食少纳呆，腹部闷痛，大便干结，小便黄，或有腹水，舌质红，少津，苔少脉弦细。

治法：养阴生津，泻火解毒。

常用药物：黄芩、生地黄、沙参、玄参、石斛、知母、金银花、白茅根、半枝莲、白花蛇舌草、天花粉、太子参、川楝子、全瓜蒌、鸡内金等。

4. 气阴两虚证

证候：低热缠绵，神疲乏力，消瘦纳呆，脘腹胀痛，面色晦暗，大便溏薄，可有下肢浮肿或腹水，舌质淡红，苔腻少津，脉细弦数。

治法：益气养阴，软坚散结。

常用药物：太子参、党参、白术、茯苓、乌药、木香、五味子、麦冬、青蒿、鳖甲、牡丹皮、泽泻、山药、石见穿、白毛藤等。

【胰腺癌的西医治疗】

西医对胰腺癌的治疗，以外科手术治疗为主，手术治疗有根治性肝手术、姑息性肝手术及减黄手术等。手术方式包括胰头、十二指肠切除术，扩大胰头、十二指肠切除术，保留幽门的胰、十二指肠切除术，全胰腺切除术等。胰腺癌晚期，因胰腺外分泌功能不全，出现脂肪泻者，可于餐中服用胰酶制剂以帮助消化。对顽固性腹痛患者，给予镇痛药，包括阿片类镇痛剂，必要时用50%～75%的乙醇溶液行腹腔神经丛注射或交感神经切除术。胰腺癌由于恶性程度高，手术切除率低，预后不良。但胰腺癌常常由于发现较晚而丧失根治的机会，因此需要对胰腺癌进行放疗、化疗及介入治疗等综合治疗，并探讨结合免疫和分子等生物治疗的新方法。

【胰腺癌的个人治疗心得】

1. 中成药：消癌平颗粒、芦笋精冲剂、博尔宁胶囊、肿结风注射液、龙圣堂抗癌平丸等。

2. 自拟方一：蒲公英30g，炙鳖甲30g，白花蛇舌草30g，土茯苓30g，柴胡10g，茯苓30g，猪苓30g，薏苡仁30g，三棱30g，莪术30g，郁金15g，丹参25g，茵陈30g，焦栀子15g，鸡内金15g，熟大黄10g，生半夏15g。以上药水煎内服，每日两次。3个月为一疗程。

3. 自拟方二：蟾酥、生川乌、莪术、斑蝥、桃仁、红花、七叶一枝花各20g，冰片5g。以上共研为末，制成皮质橡皮膏，外敷于疼痛部位。

【胰腺癌的养生锻炼功法】

功法1：

预备式：站立，两脚分开与肩宽，两腿微屈，两臂自然垂于身体两

侧，两目微闭，神凝气和。

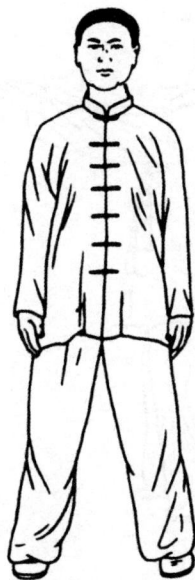

接着两掌收回腰旁，掌心向上，手指向前伸直。

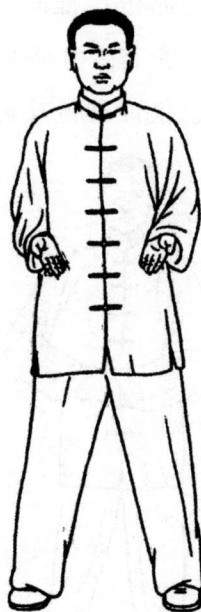

然后两掌从腰间伸出，两臂挺直，一缩一伸。

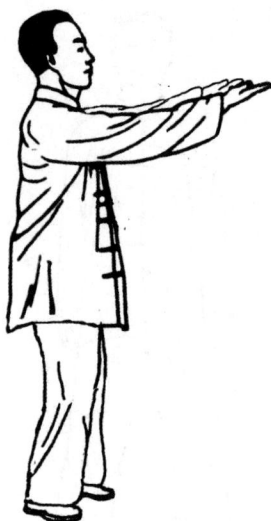

缩时充分吸气，伸时充分呼气，吸气时腹部向里缩，呼气时腹部向外挺（逆式呼吸），自觉膈下（胃肠部）蠕动。如此伸缩 36 次。接着以左手压右手，拊于脐上，由脐依次推向左、上、右、下、左……旋转，又以右手压左手，拊于脐上，由脐依次推向右、上、左、下、右……旋转，各揉摩 36 转，法能促进肠胃蠕动，消积散结。

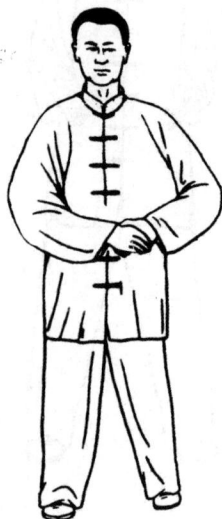

天枢穴位于肚脐旁2寸，运动天枢可以通六腑，安五脏。

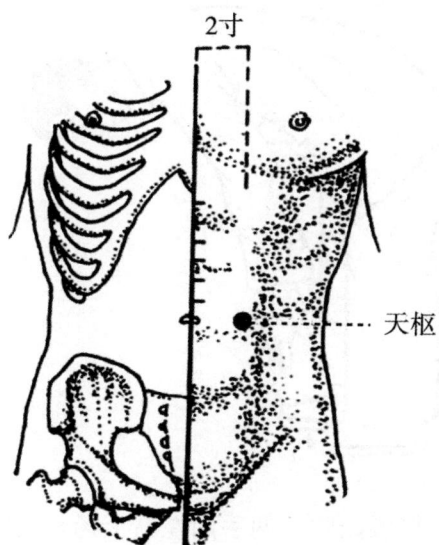

功法2：

预备式：站立，两脚分开与肩宽，两腿微屈，两臂自然垂于身体两侧，两目微闭，神凝气和。

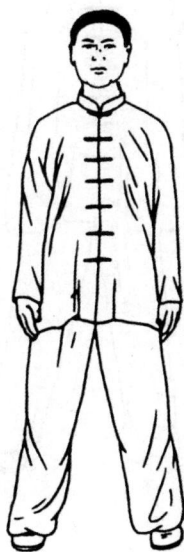

首先弯腰前俯。

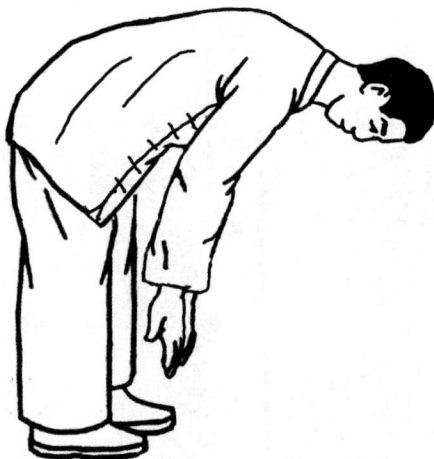

再上半身后仰，挺腰凸腹，两手向左右上扬，反复练习 36 次。

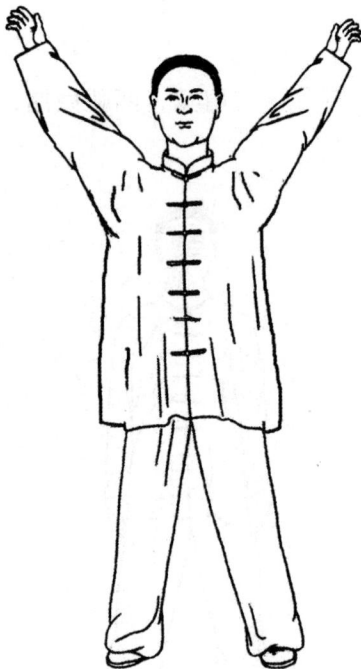

　　接着正身站立式，双手叉腰，上半身交替向左右倾斜运动，反复练习 36 次。

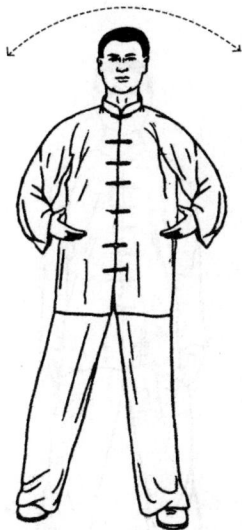

　　然后双手掌按腰背，两手拇指按住腰部腰眼穴（经外奇穴，腰部第四腰椎棘突下，旁开约 3.5 寸凹陷中），上半身向左转体 36 次，再向右转体 36 次。

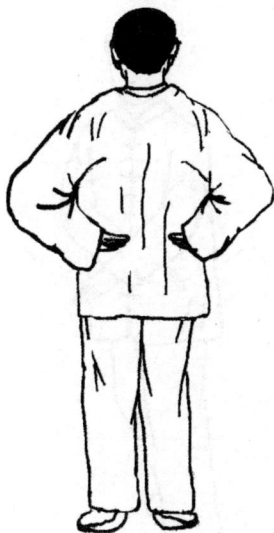

功法3：

预备式：站立，两脚分开与肩宽，两腿微屈，两臂自然垂于身体两侧，两目微闭，神凝气和。

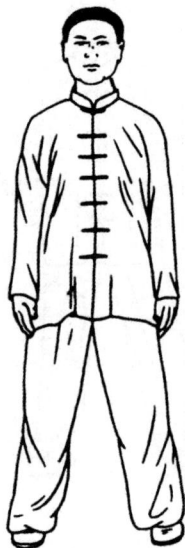

首先以腰为轴，身体先向左转（女性先向右转），脚不动，双手交叉贴身向上画圆弧，同时吸气收腹提肛。

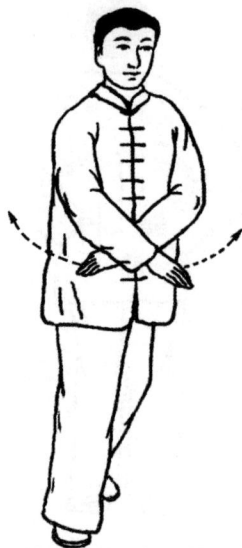

当两手向上画弧交叉于头顶上时，左右手分开，掌心向外、向下画圆弧，同时呼气，松肛门，少腹外挺，双掌向外、向下按，慢慢下落，同时身体逐渐转回预备式。

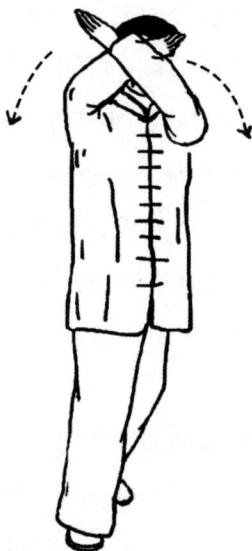

随后身体再向右转，脚不动，双手交叉贴身向上画圆弧，同时吸气收腹提肛，当两手向上画弧交叉于头顶上时，再左右手分，掌心向外自下画圆弧，同时呼气，松肛门，少腹外挺，双掌向外向下按，慢慢下落，同时身体逐渐转回呈预备式。如此左右各练习 36 次。

第十一节　结直肠癌

【概述与症状】

结直肠癌在中医学中属于"肠覃""脏毒""积聚""锁肛痔""肠风"等病证的范畴。

中医学认为，结直肠癌发病的病位在肠，结直肠癌的发病与脾、胃、肝、肾关系密切。结直肠癌的形成，多与机体正气内虚、饮食不节、感受邪毒等有关。我国古代的中医医籍中就有关于结直肠癌的记载。《灵枢·水胀》中记载："肠覃何如？岐伯曰：寒气客于肠外与卫气相搏，气不得荣，固有所系癖而内著，恶气乃起，息肉乃生。"说明肠覃与外邪入侵、营卫失调有关；《素问·太阴阳明论》曰："饮食不节，起居不时，阴受之……阴受之则入五脏……入五脏则腹满闭塞，下为飧泄，久为肠澼。"《外科大成·论痔漏》曰："锁肛痔，肛门内外犹如竹节锁紧，形如海蜇，里急后重，便粪细而带扁，时流臭水，此无治法。"《医学纲目》说："凡有小肉突出者，皆为痔，不独于肛门边生也。"结直肠癌患者正气亏虚在先，癌毒趁虚而入，夹之气滞血瘀，痰凝内阻遂致病。

西医学认为，结直肠癌是原发于结肠、直肠黏膜上皮的恶性肿瘤，是最常见的消化道恶性肿瘤之一。其中，低位结直肠癌（直肠癌）占结直肠癌的 $60\% \sim 75\%$，而有 $81\% \sim 98\%$ 的直肠癌病例肿块距肛门的距离小于 7cm。我国直肠癌发病年龄中位数在 $40 \sim 50$ 岁，青年人发病率有升高的趋势。男性的发病率高于女性的发病率，男女发病的比例为 $3 \sim 2:1$。近年来随着多学科综合治疗观念的推广，结直肠癌的综合治疗比例从 20 世纪 80 年代的 $40\% \sim 50\%$ 提高到 21 世纪的 60% 以上。结直肠癌的发病与饮食因素、患有结直肠非癌性疾病、寄生虫感染、环境因素、遗传因素等有关。

结直肠癌中，结肠癌患者早期多无症状，但随着病情的发展和病灶不断增大，会产生腹痛、消化不良、大便改变、大便次数增多，并伴有全身乏力、体重减轻和贫血等症状；直肠癌早期位于黏膜层时常无症状，可能有出血，当肿块增大时，表面破溃及感染时，才会出现肠刺激症状，如便频、黏液便、便血、肛门坠痛、里急后重等，严重时还会出现急性肠梗阻症状。结直肠癌可分为腺癌、未分化癌、腺鳞癌、鳞状细胞癌、小细胞癌、类癌。腺癌又分为乳头状腺癌、管状腺癌、黏液腺癌及印戒细胞癌。

结直肠癌其具体表现如下。

1. 便血：早期症状不明显，或只有排便习惯改变；但随着肿瘤的增大，可出现便血，血色多暗淡，黏附于大便的表面。出血量大时，可出现肉眼血便。

2. 腹痛：结直肠癌患者常会出现腹痛、腹胀，疼痛的性质可分为隐痛、钝痛与绞痛。

3. 排便习惯改变：大便次数增多，大便变细、变形，并伴有持续性肛门坠胀感及排便不尽感，甚至排便困难或便闭。

4. 贫血与消瘦：随着病程的发展，患者可出现慢性消耗性症状，如贫血、消瘦、乏力、发热，甚至出现肠梗阻、肠穿孔、大出血等恶病质。

结直肠癌除了根据临床表现诊断外，还需借助各项检查。直肠指检是诊断直肠癌的必要检查步骤。约80%的直肠癌患者就诊时通过直肠指检触及质硬、凹凸不平肿块；晚期可触及肠腔狭窄，肿块固定，指套见含粪便的污浊脓血。直肠指检后应再作直肠镜检查，观察肿块的形态、上下缘以及距肛门缘的距离，并采取肿块组织行病理切片检查，以确定肿块性质及其分化程度。位于直肠中、上段的结肠癌肿，手指无法触到，宜采用乙状结肠镜检和纤维结肠镜可观察癌肿的大小、位置及局部浸润范围。钡剂灌肠可以看见癌肿部位肠壁僵硬，扩张性差，蠕动减弱或消失，结肠袋形态不规则或消失，黏膜皱襞紊乱、破坏或消失，充盈缺损等。必要时辅以 CT、磁共振等检查以了解病灶转移情况。血清癌胚抗原（CEA）对推测预后和判断复发有一定的帮助。

【病因与病机】

中医学将结直肠癌的发病原因概括为内因和外因两种。内因为正气虚损、忧思抑郁、脾胃失和等；外因为寒邪侵肠、久坐湿地、饮食不节、寒温失节等。如宋代窦汉卿《疮疡经验全书》中云："多由饮食不节，醉饱无时，恣食肥腻……任情醉饱，耽色，不避严寒酷暑，或久坐湿地，恣已耽着，久不大便，遂致阴阳不和，关格壅塞，风热下冲乃生无痔。"结直肠癌的发病，因湿热邪毒蕴结，乘虚下注，浸淫肠道，气滞血瘀，湿毒瘀滞于下而成肿瘤。

中医关于结直肠癌的主要病机如下。

1. 正虚致癌

正虚因先天不足或后天失养、积损正虚而形成。正气虚弱导致脏腑、经络、气血、营卫等失调，致邪居于肠，气血阻滞而发病。

2. 气滞血瘀

由于情志不畅，郁则气滞，气滞日久必血瘀，气机失调，肚腹结块，积块成癌。

3. 痰湿凝结

脾失健运则水湿内停，久成湿毒，肾阳亏虚，气化不利则水湿上泛，蕴结成痰；肾阴不足，阴虚生内热，热灼阴津而成痰。痰流注于肠，日久形成"肠覃"。

4. 诸毒互结

正虚邪盛而生毒，邪毒与痰浊、淤血、湿浊、热毒等胶结互化，致癌毒搏结于体内并扩散，从而造成肿瘤的发生和转移。

【辨证与论治】

1. 湿热瘀毒证

证候：腹胀腹痛，疼痛拒按，痛有定处，便中夹血，便溏不爽，里急后重，口苦纳呆，胸闷烦渴，舌红绛或见瘀点，苔黄浊，脉弦数或滑数。

治法：清热利湿，化瘀散结。

常用药物：槐花、地榆、当归、桃仁、黄芩、红花、赤芍、丹参、川芎、枳壳、薏苡仁、龙葵、半枝莲、藤梨根、穿山甲等。

2. 脾肾阳虚证

证候：面色苍白，少气乏力，形体消瘦，神疲纳呆，畏寒肢冷，腹

146

痛隐隐，久泻久痢，喜按喜温，舌质淡胖，舌苔薄白，脉沉细无力。

治法：温补脾肾，祛寒胜湿。

常用药物：党参、白术、苍术、云苓、扁豆、山药、补骨脂、吴茱萸、肉豆蔻、莲子肉、砂仁、黄芪、木香、五味子、石榴皮等。

3. 肝肾阴虚证

证候：形体消瘦，头晕耳鸣，腰膝酸软，五心烦热，骨蒸盗汗，遗精带下，口苦纳呆，舌红苔少，脉细数。

治法：滋阴养肝，补肾益精。

常用药物：鲜石斛、北沙参、生地黄、当归、旱莲草、知母、熟地黄、山萸肉、牡丹皮、茯苓、马齿苋、白花蛇舌草、猫人参、天花粉、土茯苓等。

4. 气滞血瘀证

证候：腹胀刺痛，腹部硬块坚硬不移，痛处固定，食少纳差，下痢紫黑脓血，里急后重，舌质紫暗，舌苔黄，脉弦涩。

治法：活血化瘀，行气解毒。

常用药物：延胡索、当归尾、赤芍、川芎、桃仁、红花、香附、乌药、五灵脂、阿胶、茜草、皂角刺、农吉利、云三七、刺猬皮等。

【结直肠癌的西医治疗】

西医对结直肠癌的治疗，是以手术切除为主的综合治疗方案。Ⅰ、Ⅱ和Ⅲ期患者常采用根治性的切除＋区域淋巴结清扫，根据癌肿所在部位确定根治切除范围及手术方式。Ⅳ期患者若出现肠梗阻、严重肠出血时，暂不做根治手术，可行姑息性切除，缓解症状，改善患者生活质量。直肠手术较结肠困难。结直肠癌的治疗还可辅助化学治疗。但目前效果较好、研究较多的是外科和放疗的综合治疗，包括术前放疗、术中放疗、术后放疗、"三明治"式放疗等。对晚期结直肠癌患者、局部肿瘤浸润者、有外科禁忌证者，应用姑息性放疗，以缓解症状，减轻痛苦。

【结直肠癌的个人治疗心得】

1. 中成药：消癌平片、漳州片仔癀、金龙胶囊、苦参素注射液、金水宝胶囊等。

2. 自拟方一：鸦胆子、蛇莓、白花蛇舌草、八月札各 80g，木香、红藤、野葡萄根、苦参、菝葜、丹参、土鳖虫、乌梅肉、白毛藤、凤尾草、白及、半枝莲、贯众炭、瓜蒌仁各 50g，守宫、木鳖子各 40g。以上共研为末，每日 3 次，每次 5g，温水送服。连续三个疗程。

3. 自拟方二：槐花、龙葵、白花蛇舌草、黄药子、红藤、苦参、藤梨根各 30g，紫草、黄柏、虎杖、仙鹤草、败酱草各 20g，穿山甲、昆布各 15g，生大黄、三七各 5g。水煎内服，药汁的 1/3 保留灌肠。

【结直肠癌的养生锻炼功法】

功法 1：

预备式：站立，两脚分开与肩宽，两腿微屈，两臂自然垂于身体两侧，两目微闭，神凝气和。

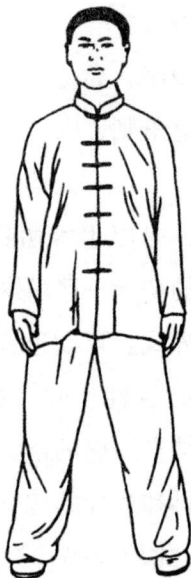

首先用两手大拇指肚由剑突下至脐上，反复向下推搓 36 次。

上脘位于上腹部，脐中上 5 寸，前正中线上；中脘位于上腹部，脐中上 4 寸，前正中线上；下脘位于上腹部，脐中上 2 寸，前正中线上。

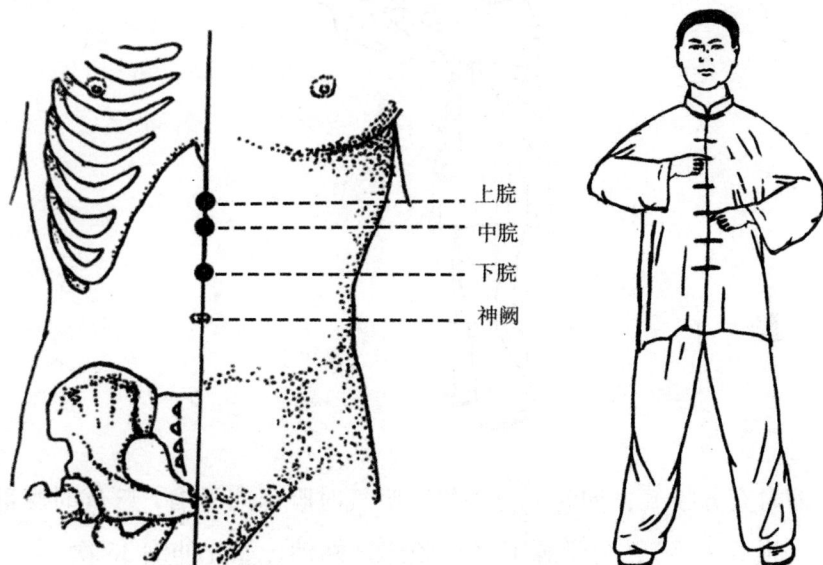

接着两掌收回腰间，手心向上，手指向前伸直。

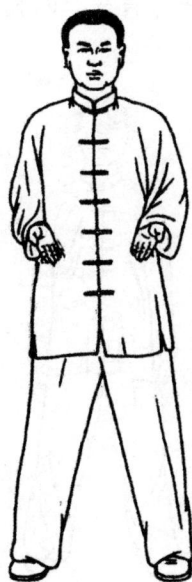

然后两掌从腰间伸出，两臂挺直，一缩一伸。

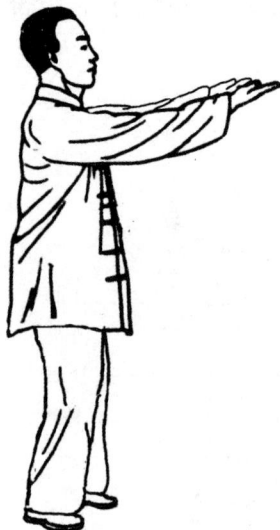

缩时充分吸气，伸时充分呼气，吸气时腹部向里缩，呼气时腹部向外挺（逆式呼吸），自觉膈下（胃肠部）蠕动。如此伸缩 36 次。

功法 2：

预备式：站立，两脚分开与肩宽，两腿微屈，两臂自然垂于身体两侧，两目微闭，神凝气和。

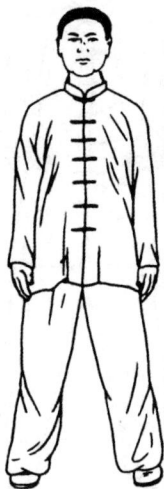

　　首先将右手向前上伸直，掌心朝斜上方，左手向后下伸直，掌心朝斜后方，目视右掌心，深吸一口气，左右转上身，颈部同时左右旋转，两脚原地保持不动，身体左右各旋转1次再慢慢呼气。左右各旋转练习36次。

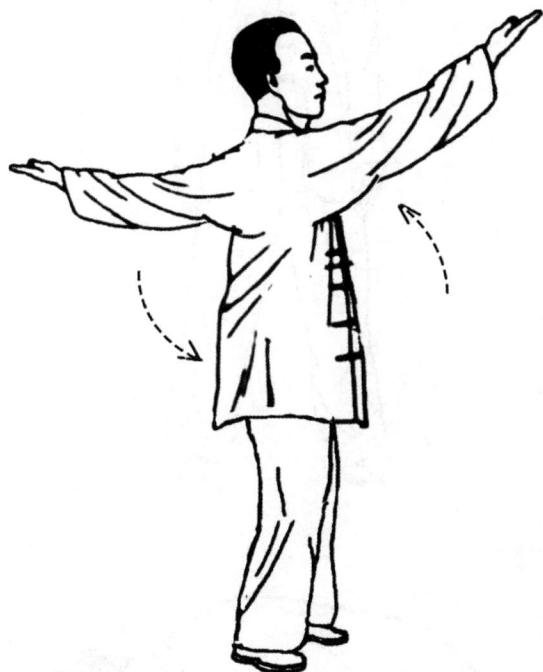

　　然后将左手向前上伸直，掌心朝斜上方，右手向后下伸直，掌心朝斜后方，目视左掌心，深吸气，左右转上身，项部同时左右旋转，两脚原地保持不动，身体左右旋转1次再慢慢呼气，此式左右各旋转练习36次。

　　功法3：

　　预备式：站立，两脚分开与肩宽，两腿微屈，两臂自然垂于身体两侧，两目微闭，神凝气和。

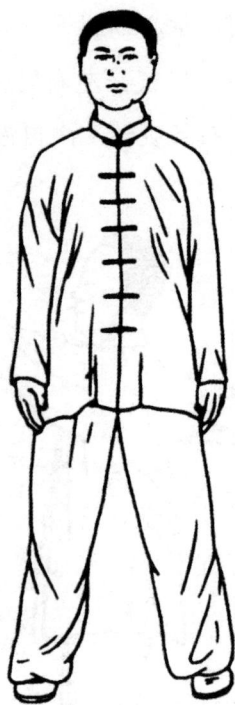

首先弯腰前俯。

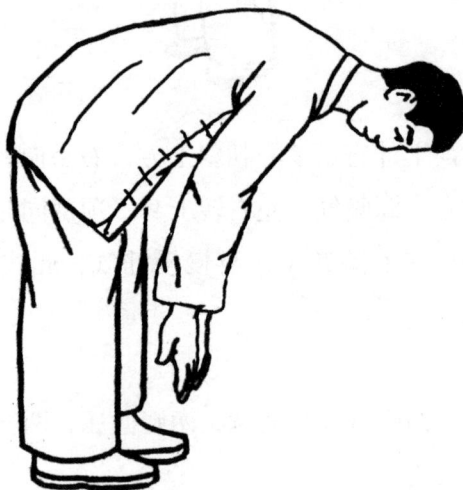

上半身后仰，挺腰凸腹，两手分别向左右上扬，反复练习 36 次。

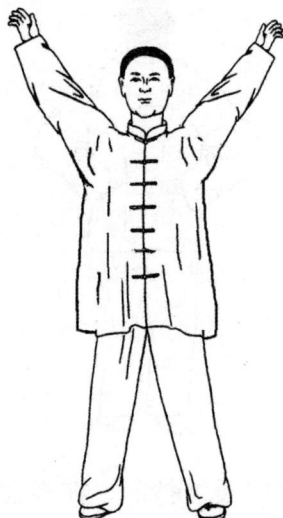

再正身站立式，双手叉腰，上半身交替向左右倾斜运动，反复练习 36 次。

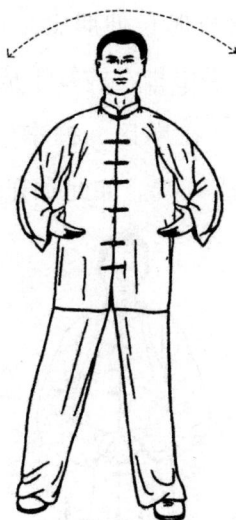

然后双手掌按腰背，两手拇指按住腰部腰眼穴（经外奇穴，腰部第四腰椎棘突下，旁开约 3.5 寸凹陷中），上半身向左转体 36 次，再向

右转体 36 次。

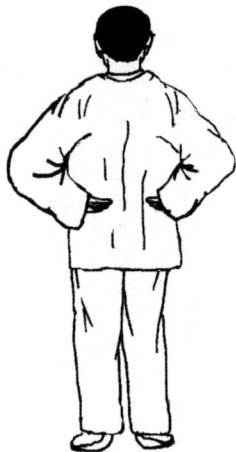

　　最后两手自两边向中间缓缓抄起，在腹前交叉十字重叠，左手在上，右手在下（女性右手在上，左手在下），以右手拇指第二掌指关节处放在脐上（即神阙穴），其余指自然放松，手掌成窝状，但不接触体表，左手拇指自然搭在右手阳明经脉上的阳溪穴（在腕横纹桡侧处，拇指向上翘时，拇短伸肌腱与拇长伸肌腱之间的凹陷中）上，掌心与右手掌背稍有一点距离，左手中指在右掌下成一处支撑点。如此形成三点成一线，即双手劳宫穴（在掌区，握拳时中指尖即是）和下丹田（即气海穴，脐下 1.5 寸）成一线。如此意守丹田 5 分钟。

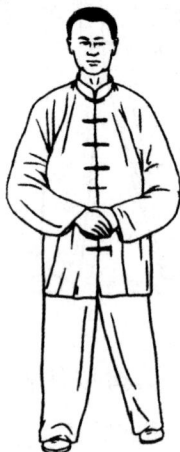

第十二节 膀胱癌

【概述与症状】

膀胱癌在中医学中属于"癃闭""尿血""血淋""溺血"等病证的范畴。

中医学认为，膀胱癌发病与脾、肾关系密切。膀胱癌的形成，多与机体脾肾不足、气血虚弱、恣情纵欲、湿热外侵等有关。我国历代的中医文献中有许多关于膀胱癌的记载。《素问·宣明五气论》中记载："膀胱不利为癃……"《金匮要略》云："淋之为病，小便如粟状，小腹弦急，痛引脐中。"指出淋证小便点滴不畅，兼有小腹牵拉痛。《诸病源候论》曰："血淋者，是热淋之甚者则尿血，谓之血淋。"《医学精要》云："溺血者，溺下红赤也。"指出了尿血与血淋。明代《景岳全书》中曰："溺孔之血，近者出自膀胱。其症溺时必孔道涩痛，小水红赤不利。溺孔之血，其来远者，出自小肠，其症则溺孔不痛，而血随溺出，或痛隐于脐腹，或遂见于脏腑。"《素问·气厥论》曰："胞移热于膀胱，则癃溺血。"《四时刺逆从论》云："少阳……涩则病积溲血。"这是中医学对膀胱癌病因病机的早期认识。

西医学所说膀胱癌是来源于膀胱壁上皮细胞和间质组织的恶性肿瘤，是泌尿系常见的恶性肿瘤之一。膀胱癌的发病率在男性泌尿生殖系统肿瘤中仅次于前列腺癌，在我国则居首位。男性发病率为女性发病率的 3~4 倍，好发于 50~70 岁的年龄。膀胱癌的发病病因复杂，既有内在的遗传因素，又有外在的环境因素。膀胱癌较为明确的致病危险因素是吸烟和职业接触芳香胺类化学物质及内源性色氨酸代谢异常。

膀胱癌中，大约有 90% 的膀胱癌患者最初的临床表现是血尿，通常表现为无痛性、间歇性、肉眼全程血尿，血尿可能仅出现 1 次或持续 1 天至数天，可自行减轻或停止。血尿由浅红色至深褐色不等，常为暗红色。出血量与血尿持续时间的长短，与肿瘤的恶性程度、大小、范围和数目并不一定成正比。有时发生肉眼血尿时，肿瘤已经很大或属晚期；有时很小的肿瘤却出现大量血尿。有些患者是在健康体检时由 B 超检查发现膀胱内有肿瘤。有 10% 的膀胱癌患者可首先出现膀胱刺激症状，表现为尿频、尿急、尿痛和排尿困难，而无明显的肉眼血尿。这多由于肿瘤坏死、溃疡、膀胱内肿瘤较大或数目较多或膀胱肿瘤弥漫浸润膀胱壁，使膀胱容量减少或并发感染引起。膀胱三角区及膀胱颈部的肿瘤可梗阻膀胱出口，而出现排尿困难的症状。膀胱癌大多来源于上皮细胞，占 95% 以上，其中 90% 以上为移行细胞癌。鳞状细胞癌和腺癌较少见，但恶性程度远比移行细胞癌高。膀胱癌的分期可分为浅表性膀胱癌和浸润性膀胱癌。

膀胱癌其具体表现如下。

1. 血尿：血尿是膀胱癌最常见的症状。75% 以上的患者以血尿为第一症状就医。临床见到的肉眼血尿 50% 为膀胱肿瘤所致。膀胱肿瘤的血尿多呈间歇性反复发作，有时还可自行停止，如果没有继发感染、血块或肿瘤阻塞尿路，仅表现为无痛性血尿（尤其早期患者）。血尿引起的贫血程度一般与肿瘤的严重性成正比。

2. 膀胱刺激症状：不少人可出现尿频、尿急、尿痛等症状，多为晚期出现的症状。仅有少数患者以膀胱刺激症状为主诉就诊，尤其是位于膀胱三角区较大的肿瘤，往往由于合并感染或肿瘤破溃的刺激而使膀胱肌肉痉挛，使膀胱刺激症状更加明显。

3. 排尿困难：少数患者会出现排尿困难或排尿中断，可能是由于肿瘤或血块阻塞膀胱出口所致。

4. 转移症状：膀胱癌晚期，肿瘤可向周围浸润或向其他脏腑转移。转移部位疼痛、食欲不振、恶心、发热、消瘦、贫血、恶病质等。

膀胱癌除了根据临床表现诊断外，还需借助各项检查。对于40岁以上出现无痛性肉眼血尿的患者，应考虑到泌尿系肿瘤的可能性，特别是膀胱癌。综合患者既往史、家族史，结合症状和查体做出初步判断，并进一步进行相关检查。目前认为超声是筛选和诊断膀胱肿瘤的首选方法，它对肿瘤的位置、大小、数目、内部回声、边界等可以准确描述，对膀胱壁的浸润程度也可以提供重要信息，为临床的治疗及预后判断提供可靠依据。其他检查方法还有尿常规检查、尿脱落细胞学、尿肿瘤标记物等检查。医生根据上述检查结果决定是否行膀胱镜、静脉尿路造影、盆腔CT、盆腔MRI等检查明确诊断。其中，膀胱镜检查是诊断膀胱癌的最主要方法。

【病因与病机】

中医学将膀胱癌的发病原因概括为内因和外因两种。内因为身体素虚、脾肾不足等；外因为毒邪侵袭、饮食不节、湿毒瘀血蕴结所致。如元代朱丹溪认为，小便不通有"气虚""血虚""有痰""风闭""湿热"等多种原因，并根据辨证论治的原则，运用探吐法来治疗癃闭。《慎斋遗书·血证》云："尿血者，然其源在肾气衰而火旺，治当清肾。"《景岳全书·溺血证治》："经曰，胞移热于膀胱则癃而溺血，即此证也，治宜清利膀胱之火。"对后世医家治疗膀胱癌有一定的临床指导意义。膀胱癌的发病，从虚而言，多由脾肾气虚，不能摄血，或气血虚弱，血失统摄所致；从实而言，则因心火下行移热于下焦，或湿热毒邪聚于膀胱，湿毒及血瘀蕴积所致。

中医关于膀胱癌的主要病机如下。

1. 脾肾气虚

机体脾肾不足，或恣情纵欲，劳伤脾肾或久病耗损气血，脾肾亏虚，脾虚则运化失职，肾虚则气化失司，均可导致水湿内停，蓄积膀胱，蕴热酿毒，而发此病。

2. 瘀血阻滞

或因湿热之邪，下注膀胱，日久化瘀；或因情志不遂，肝失疏泄，气机逆乱，血行瘀滞，瘀毒互结，下焦阻滞，导致发病。

3. 湿热下注

或因外感湿热，毒聚下焦；或因饮食不洁，恣食肥甘厚腻，助湿化热；或因脾胃素虚，运化乏权，湿热内停，以致湿热毒邪下注膀胱，热伤血络，湿阻气血，发生癃闭。

4. 阴虚内热

因房事不节，肾阴亏虚，阴虚则热，耗损阴液，阻遏气血，瘀毒互结，下注膀胱，发为本病。

【辨证与论治】

1. 湿热下注证

证候：尿频、尿急、尿痛，小便短赤灼热；或小便不得出。小腹胀满，腰酸背痛，下肢浮肿，口苦口黏，舌质红，苔黄腻，脉细数。

治法：清热利湿，化瘀通便。

常用药物：淡竹叶、生地黄、小蓟、滑石、薏苡仁、猪苓、瞿麦、石韦、王不留行、白茅根、牡丹皮、蒲黄、藕节、当归、延胡索等。

2. 脾肾两虚证

证候：腰痛、腹胀、腰腹部肿块，血尿，或排便无力，不畅，头晕纳差，恶心呕吐，面色苍白，虚弱少气，舌质淡，苔薄白，脉沉细。

治法：健脾补肾，软坚散结。

常用药物：当归、川芎、人参、白芍、熟地黄、补骨脂、茯苓、枸杞子、杜仲、黄芪、白术、黄精、莪术、王不留行、炙鳖甲等。

3. 瘀毒蕴结证

证候：腹痛剧烈，小便癃闭，滴沥不尽或尿频溲长，尿色淡红，偶夹血块，小腹胀满，舌质紫暗，苔黑，脉涩弦。

治法：活血化瘀，软坚散结。

常用药物：五灵脂、蒲黄、八月札、当归、白芍、赤芍、三棱、莪术、土茯苓、龙葵、蛇莓、蜀羊泉、仙鹤草、血余炭、白茅根等。

4. 肝郁气滞证

证候：情志抑郁，或烦闷易怒，小便不通，或通而不畅，血尿，腰痛，胁腹胀痛，舌苔薄黄，舌红脉弦。

治法：疏肝理气，通利小便。

常用药物：山萸肉、白花蛇舌草、菟丝子、瞿麦、补骨脂、黄芪、党参、石韦、沉香、橘皮、当归、冬葵子、金铃子、香附、车前子等。

【膀胱癌的西医治疗】

西医对膀胱癌的治疗，是以手术切除为主。临床上根据膀胱癌的分期、恶性程度、病理类型、部位、有无累及相临器官以及患者的综合情况分析后，则采取不同的手术范围和治疗方案。如肌层浸润性尿路上皮癌和膀胱鳞癌、腺癌患者，多采用部分或全膀胱切除术治疗；非肌层浸润性尿路上皮癌患者，多采用经尿道膀胱肿瘤电切术，术后用膀胱灌注治疗预防复发。转移性膀胱癌以化疗为主，常用的化疗方案有 M－VAP（氨甲蝶呤＋长春花碱＋阿霉素＋顺铂）和 GC（吉西他滨＋顺铂）及 MVP（氨甲蝶呤＋长春花碱＋顺铂）方案，化疗的有效率为 40%～65%。大约 70% 的患者经尿道电切术后复发，术后膀胱内灌注卡介苗或化疗药治疗可使复发率降为 25%～40%。常用的灌注化疗药物有丝裂霉素、阿霉素、噻替派、羟基喜树碱等。浸润性膀胱癌患者行全膀胱切除术后 5 年生存率为 60%～70%。减少环境和职业暴露可能会降低发生尿路上皮癌的危险。

【膀胱癌的个人治疗心得】

1. 中成药：漳州片仔癀、鸦胆子胶囊、臌症丸、复方红豆杉胶囊。

2. 代茶饮：仙鹤草、鸭跖草、爵床草、金丝草、车前草、白毛藤各 30g，西洋参、白术、茯苓各 15g，甘草 6g，水煎当茶饮。

3. 自拟方：华蟾、透骨草、川乌、泽漆、商陆、粉姜各 30g，川乌、乳香、没药、皂刺、鸦胆子、蛇莓、白花蛇舌草、八月札各 80g，木香、红藤、野葡萄根、苦参、芫花、大戟、甘遂、木鳖子、地鳖虫、当归、川芎、红花各 15g。以上药物共研为粗末过筛，掺匀装在 20cm×20cm 布袋内，缝口备用。先将药袋在锅内热蒸 30 分钟，再洒酒 50～100mL，待温度适宜时，热敷于膀胱患处。每日反复加热并热敷 3 次。每包药物可重复使用 3 天。

【膀胱癌的养生锻炼功法】

功法 1：

预备式：站立，两脚分开与肩宽，两腿微屈，两臂自然垂于身体两侧，两目微闭，神凝气和。

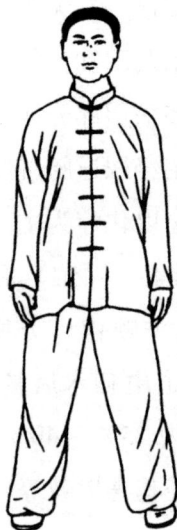

首先两手自两边向中间缓缓抄起，在腹前交叉十字重叠，左手在上，右手在下（女性右手在上，左手在下），以右手拇指第二掌指关节处放在脐上（即神阙穴），其余指自然放松，手掌成窝状，但不接触体表，左手拇指自然搭在右手阳明经脉上的阳溪穴（在腕横纹桡侧处，拇指向上翘时，拇短伸肌腱与拇长伸肌腱之间的凹陷中）上，掌心与

右手掌背稍有一点距离，左手中指在右掌下成一处支撑点。如此形成三点一线，即双手劳宫穴（在掌区，握拳时中指尖即是）和下丹田（即气海穴，脐下1.5寸）成一线。如此意守丹田10分钟。

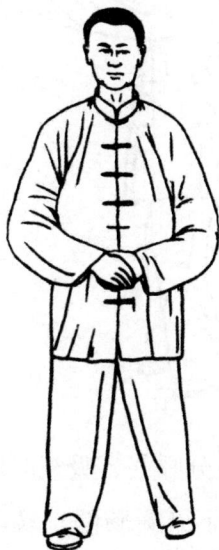

接着两掌收回腰间，手心向上，手指向前伸直。

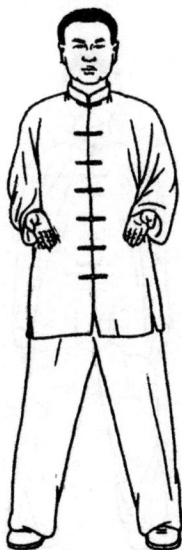

然后两掌从腰间伸出，两臂挺直，一缩一伸。

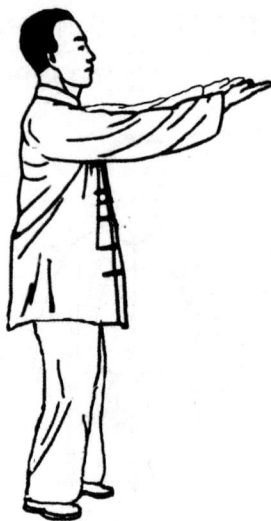

缩时充分吸气，伸时充分呼气，吸气时腹部向里缩，呼气时腹部向外挺（逆式呼吸），自觉膈下（胃肠部）蠕动。如此伸缩36次。

功法2：

预备式：站立，两脚分开与肩宽，两腿微屈，两臂自然垂于身体两侧，两目微闭，神凝气和。

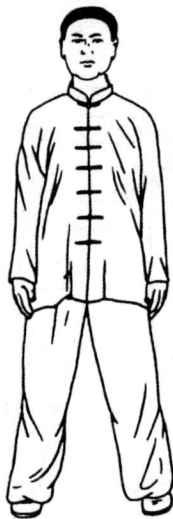

　　首先以腰为轴，身体先向左转（女性先向右转），脚不动，双臂伸直，双手交叉贴身向上画圆弧，同时吸气收腹提肛。

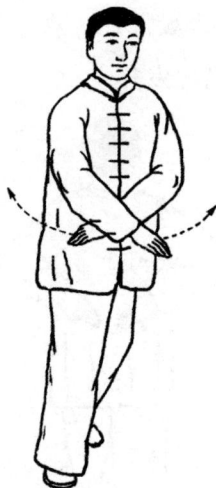

　　当两手向上画弧交叉于头顶上时，再左右手分开，掌心向外自下画圆弧。

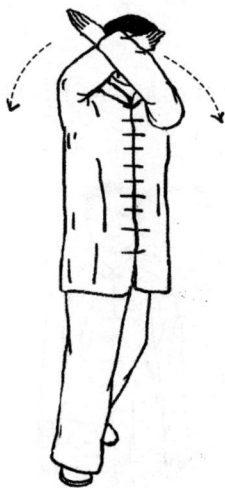

　　同时呼气，松肛门，少腹外挺，双掌向外、向下按，慢慢下落，同时身体逐渐转回预备式。随后身体再向右转，脚不动，双臂伸直，双手交叉贴身向上画圆弧，同时吸气收腹提肛，当两手向上画弧交叉于头顶

上时，再左右手分开，掌心向外自下画圆弧，同时呼气，松肛门，少腹外挺，双掌向外向下按，慢慢下落，同时身体逐渐转回预备式。

接着以两手双掌握于腰后双肾处，双手掌根朝上，五指朝下，上下摩搓腰部软筋处 36 次，使局部发热。

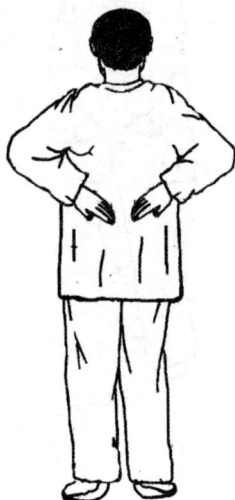

功法 3：

预备式：站立，两脚分开与肩宽，两腿微屈，两臂自然垂于身体两侧，两目微闭，神凝气和。

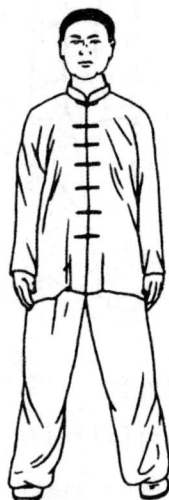

首先右腿向右前方迈步呈前弓，左腿用力后蹬呈右弓步，右手向上尽量扭展，掌心朝前，手掌向四方来回转动，左手向下用力，掌心朝后，保持此式 3～10 分钟后，回到预备式。

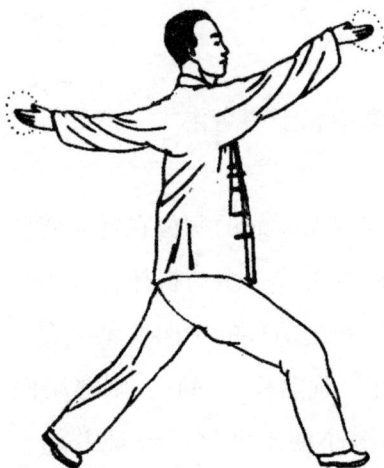

左腿向左前方迈步呈前弓，右腿用力后蹬呈左弓步，左手向上尽量扭展，掌心朝前，手掌向四方来回转动，右手向下用力，掌心朝后，保持此式 3～10 分钟后，回到预备式。

最后两掌相合，手指用力，两脚不动，上身慢慢向左转体，上身再向右转体 36 次。

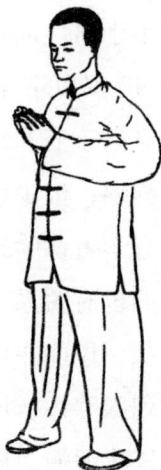

第十三节　前列腺癌

【概述与症状】

前列腺癌在中医学中属于"劳淋""癃闭""积聚""尿血""癥瘕"等病证的范畴。

中医学认为，前列腺癌发病的病位在肾与膀胱，发病与肝、脾、三焦关系密切。前列腺癌的形成，多与机体先天不足、饮食不节、房事过劳、气血虚弱等有关。我国历代的中医文献中有许多关于前列腺癌的记载。《素问·气厥》有"胞热移于膀胱，则癃溺血"的论述，汉代张仲景在《金匮要略·消渴小便不利淋病脉证并治》中对淋病的描述云："淋之为病，小便如粟状，小腹弦急，痛引脐中。"宋元时期朱丹溪在《丹溪心法·小便不通》中曰："小便不通，有气虚、血虚、有痰、风闭、实热。"并将探吐法运用于临床，"譬之滴水之器，闭其上窍，则下窍不通，开其上窍，则下窍必利"。明代《景岳全书》对前列腺癌的预后进行了描述："小水不通，是为癃闭，此最危最急症之一，不辩其所致之本，无怪其多不治也。"

西医学所说前列腺癌是发生于男性前列腺体的恶性肿瘤。前列腺癌好发于 60~80 岁的男性患者，40 岁以下罕见发病。世界各国的发病率不一致，欧美地区的发病率明显高于亚非地区。前列腺癌的病理类型以腺癌为主，其次为尿路上皮细胞癌，极少数为鳞状细胞癌。前列腺癌的发病病因至今尚未明了，美国有学者认为致癌基因是重要因素；病毒可能也是病因，性激素与前列腺癌也有关系。

前列腺癌起始时无临床症状，仅能在体检时通过直肠指诊发现前列腺结节。发病中逐渐增大的前列腺腺体，压迫尿道可引起进行性排尿困难，表现为尿线细、射程短、尿流缓慢、尿后滴沥、排尿不尽，前列癌引起排尿困难和血尿时，一般多属中晚期。部分患者就诊时以转移症状如腰背痛、坐骨神经痛确诊为前列腺癌。

前列腺癌其具体表现如下。

1. 排尿困难：早期常有短时的尿频和夜尿，后可出现尿流变细或尿流分叉，尿急、尿不尽，严重时发生尿潴留。

2. 排尿疼痛：常见腰背痛或有坐骨神经痛，可向会阴部或直肠部放射，疼痛剧烈。

3. 转移症状：前列腺癌可转移至骨骼，发生病理性骨折。淋巴结转移可引起相应部位的淋巴结肿大。转移至内脏器官，则会出现内脏的相应症状。

4. 全身症状：逐渐衰弱、消瘦，倦怠乏力，进行性贫血，下肢浮肿，恶病质或肾衰竭。

前列腺癌除了根据临床表现诊断外，还需借助现代各项的检查。临床诊断前列腺癌有直肠指诊，直肠指诊发现坚硬结节，准确性达到 50%～70%。X 线检查重点对骨盆、腰椎、股骨检查，如有骨转移，可见骨小梁消失，为本病肿瘤转移的特征。经直肠 B 超检查是前列腺癌较准确的检查方法之一，可以发现体积 4mL 以上的癌结节，肿瘤常为低回声，单发或多发，少数等回声癌在 B 超检查时不被发现。超声检查可准确了解肿瘤的三维图像，并可测量肿瘤的体积。手指引导经会阴或经直肠穿刺活检已被沿用数十年之久，但准确性较差，对较早期的癌结节确诊率较低。近年来用经直肠 B 超引导穿刺活检，准确率较高。确诊前列腺癌需要通过前列腺穿刺活检进行病理检查。先做直肠指诊了解结节或异常触诊区的位置，然后做直肠 B 超检查，做低回声结节的穿刺活检。血清碱性磷酸酶测定的正常值为 5～13Kat 单位，若明显增高，表示有骨转移。因前列腺癌骨转移率较高，在决定治疗方案前通常还要进行核素骨扫描检查。

【病因与病机】

中医学将前列腺癌的发病因素概括为"湿""热""瘀""毒"。发病内因为正气不足，外因为感受外邪，本病因虚而致病，因病则正气亏虚，正虚邪恋，互为因果，形成恶性循环，则病情迁延。《素问·上古天真论》云："丈夫八岁肾气实，发长齿更；二八，肾气盛，天癸至，精气溢泻，阴阳和，故能生子……七八，肝气衰，筋不能动，天癸竭，精少，肾脏衰，形体皆极……"揭示了男子的肾气由弱变壮，由盛转衰的生理过程。肾为先天之本，因劳倦过度、久病体虚、房事过度，肾气失养且年老体弱，邪毒乘虚侵袭，局部气血不畅，膀胱气化失司，蕴久成积。正如《灵枢·百病始生论》曰："壮人无积，虚则有之。"又曰："肾主骨主髓。"前列腺癌的发病，常呈本虚标实、虚实夹杂之势。发病初期以湿热瘀毒等标实为主，随着病情的发展，中后期多呈现本虚标实或以虚为主的特点；若病情进一步发展，可出现侵蚀骨骼、侵袭脏腑等危候，全身气血亏虚，乃至死亡。

中医关于前列腺癌的主要病机如下。

1. 素体不足

年老体弱或房劳过度，肾元亏虚，气化失司，开阖不利而发病。

2. 饮食不节

过度劳累、饮食不节致脾虚而清气不升，浊阴难降；嗜酒辛辣，湿热蕴积，下注膀胱，致使气化不利，日久瘤生。

3. 情志不畅

七情内伤，肝郁气滞，疏泄不及；或性情急躁易怒，血瘀内生，以致三焦水液运化失常，水湿瘀浊内结形成肿瘤。

4. 元气耗损

败精停留不去，瘀血阻塞水道，日久湿热邪气与瘀血交阻，凝滞成积块，日久耗损精血，损伤元气。久病脾气亏虚，脾失运化，难以充养先天之肾精，气血生化乏源，则出现气阴两虚之候。

【辨证与论治】

1. 瘀血内结证

证候：小便不利或滴沥不畅，小腹胀满，尿如细线；或癃闭不通，小腹作痛，时痛剧难忍，烦躁不安，小便黄、大便秘结。舌质红或紫暗，脉涩或弦细。

治法：化瘀散结，活血解毒。

常用药物：龙葵、当归尾、延胡索、五灵脂、云三七、赤芍、桃仁、红花、炮山甲、丹参、败酱草、瞿麦、马鞭草、猪苓、薏苡仁等。

2. 湿热蕴结证

证候：小便不畅，尿线变细，排尿无力，滴沥不通或成癃闭，小腹胀满，小便黄，大便干燥或秘结或溏软，腰酸肢痛，口干口苦，舌质红或紫暗，苔黄腻，脉滑数或细弦。

治法：利湿清热，散结通水。

常用药物：苍术、白术、萹蓄、瞿麦、白英、赤芍、金钱草、败酱草、白花蛇舌草、忍冬藤、白茅根、土鳖虫、泽兰、土茯苓、薏苡仁等。

3. 肾气虚亏证

证候：面色晦暗，夜尿增多，尿意频数，尿流稍细，腰膝酸软，体力较差，时有怕冷，喜温喜热，口干不欲饮，舌质淡红或淡紫，苔少，脉沉或脉细。

治法：利水健脾，益气补肾。

常用药物：熟地黄、怀山药、牡丹皮、泽泻、茯苓、枸杞子、女贞子、怀牛膝、益智仁、补骨脂、淫羊藿、黄精、白术、黄芪、蛇莓、白茅根等。

4. 脾肾两虚证

证候：神疲无力，体形消瘦，面色无华，腰疼身痛，动则气促，排尿困难或疼痛，不思饮食，卧床不起，口苦，口干不思饮，舌质淡红或绛紫，脉沉细无力或细弦。

治法：益气补肾，利水抗癌。

常用药物：车前子、生黄芪、潞党参、仙灵脾、肉苁蓉、巴戟天、枸杞子、制首乌、炮山甲、怀牛膝、炒黄柏、知母、土茯苓、七叶一枝花、白花蛇舌草等。

【前列腺癌的西医治疗】

西医对前列腺癌的治疗，对于早期局限性前列腺癌患者可采用根治性治疗方法，能够治愈早期前列腺癌的方法有放射性粒子植入、根治性前列腺切除术、根治性外放射治疗。

放射性粒子植入的适应证应满足以下 3 个条件：

（1）PSA < 10ng/mL。

（2）Gleason 评分为 2 ~ 6。

（3）临床分期为 T1 ~ T2a 期。

根治性前列腺切除术的适应证应满足以下 4 个条件：

（1）PSA < 10 ~ 20ng/mL。

（2）Gleason 评分≤7。

（3）临床分期 T1 ~ T2c。

（4）预期寿命≥10 年的患者。

根治性放疗适合局限性前列腺癌患者。主要采用三维适形放疗和调强适形放疗等技术。此外，外放射治疗还可用于根治性前列腺切除术后病理为 pT3 ~ 4、精囊受侵、切缘阳性或术后 PSA 持续升高患者的辅助性治疗；也可用于晚期或转移性前列腺癌患者的姑息性治疗。

对于中期前列腺癌患者应采用综合治疗方法，如手术 + 放疗、内分泌治疗 + 放疗等。

对激素敏感型晚期前列腺癌患者以内分泌治疗为主，内分泌治疗的方法包括去势（手术去势或药物去势）和抗雄激素治疗（比卡鲁胺或氟他胺）或手术去势合并抗雄激素治疗。对激素抵抗性前列腺癌患者应持续保持去势状态，同时采用以多烯紫杉醇、米托蒽醌为基础的化疗。对于有骨转移的前列腺癌患者应联合骨保护剂（主要是双膦酸盐类药物）治疗，可以预防和降低骨相关事件，缓解骨痛，提高生活质量，提高生存率。体外放射治疗或放射性核素也可改善局部骨痛。

【前列腺癌的个人治疗心得】

1. 中成药：鸦胆子胶囊、金龙胶囊、金水宝胶囊、参芪扶正针剂、艾迪注射液、蟾酥注射液等。

2. 药膳：西洋参 10g，黄芪、黄精、胡桃仁、山药各 15g，泥鳅 30g。上述洗净切碎，一起与粟米文火熬粥，每日以此当饮食。

3. 自拟方：炮山甲 50g，山萸肉、云三七、西洋参、肉苁蓉、制首乌、怀牛膝、七叶一枝花、金荞麦各 40g，红豆杉 20g。以上共研为末，每日两次，每次 5g，温水送服。连续服用 3 个疗程。

【前列腺癌的养生锻炼功法】

功法 1：

预备式：站立，两脚分开与肩宽，两腿微屈，两臂自然垂于身体两侧，两目微闭，神凝气和。

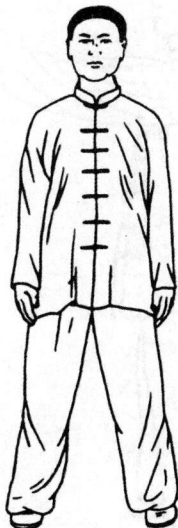

接着两掌收回腰间，手心向上，手指向前伸直。

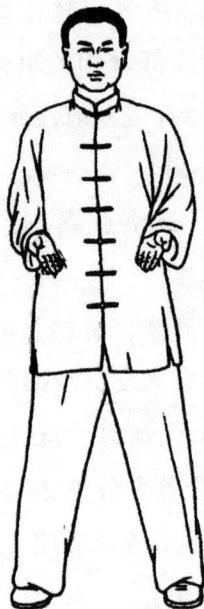

然后两掌从腰间伸出，两臂挺直，一缩一伸。

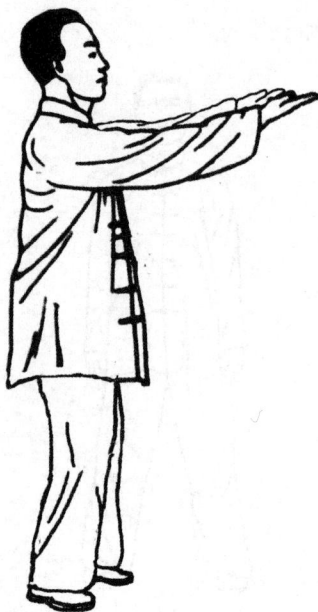

　　缩时充分吸气，伸时充分呼气，吸气时腹部向里缩，呼气时腹部向外挺（逆式呼吸），自觉膈下（胃肠部）蠕动。如此伸缩36次。然后两手自两边向中间缓缓抄起，在腹前交叉十字重叠，左手在上，右手在下（女性右手在上，左手在下），以右手拇指第二掌指关节处放在脐上（即神阙穴），其余指自然放松，手掌成窝状，但不接触体表，左手拇指自然搭在右手阳明经脉的阳溪穴（在腕横纹桡侧处，拇指向上翘时，拇短伸肌腱与拇长伸肌腱之间的凹陷中）上，掌心与右手掌背稍有一点距离，左手中指在右掌下成一处支撑点。如此形成三点一线，即双手劳宫穴（在掌区，握拳时中指尖即是）和下丹田（即气海穴，脐下1.5寸）成一线。如此意守丹田10分钟。

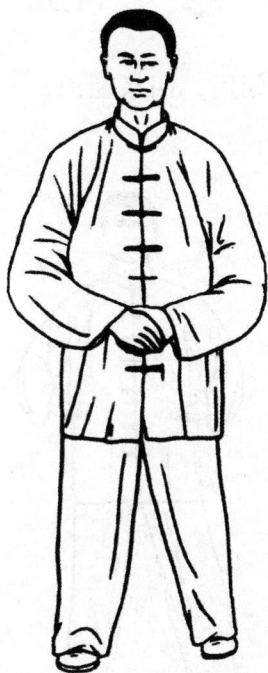

功法2：

预备式：站立，两脚分开与肩宽，两腿微屈，两臂自然垂于身体两

侧，两目微闭，神凝气和。

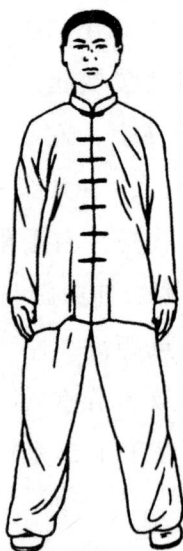

　　首先两手叉腰，拇指朝后，四指朝前，上身保持正直，微微下蹲，两膝不超过脚尖。

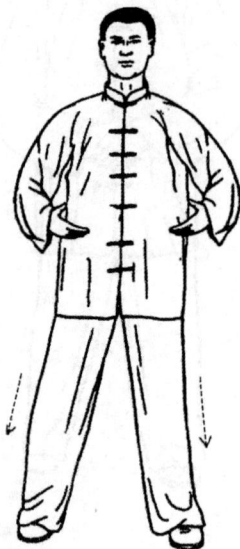

　　两肩与两膝不动，以腰腹为主转动，先按左、前、右、后顺时针方

向平转 3 圈；然后再向右、前、左、后逆时针方向平转 3 圈。如此重复
练习 3 遍，即顺、逆时针各转 9 圈。

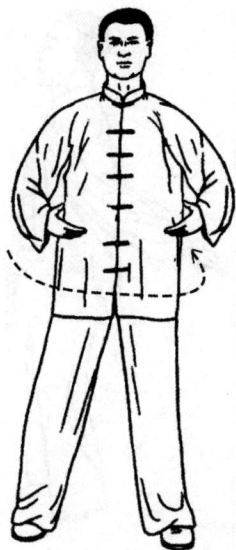

接着两臂自然下垂于体侧，以鼻徐徐吸气，两臂同时向前摆动，收
腹，脚后跟随之提起。

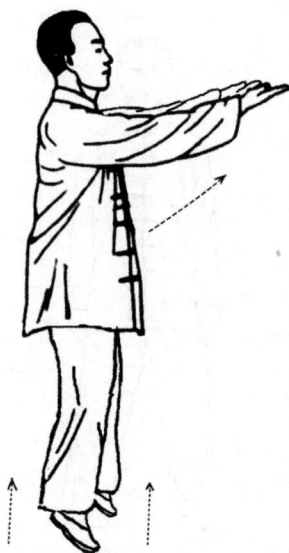

再以口缓缓呼气，两臂同时下落后摆，挺腹，脚跟随之着地，摆动时要轻松柔和。如此操练36次。

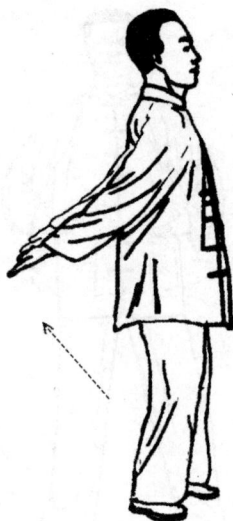

功法3：

预备式：站立，两脚分开与肩宽，两腿微屈，两臂自然垂于身体两侧，两目微闭，神凝气和。

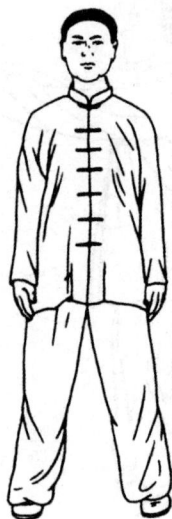

首先一手握住睾丸，如滚动健身球状，每次滚动 36 次，早晚各 1 次。

然后用左手握住兜起睾丸，右手以掌擦左侧腹股沟，上下擦 36 下；再用右手握住兜起睾丸，左手以掌擦右侧腹股沟，上下擦 36 下。

最后利用臀肌和腹肌的收缩之力升提肛门，随即放松使肛门回复原位，反复进行 36 次。

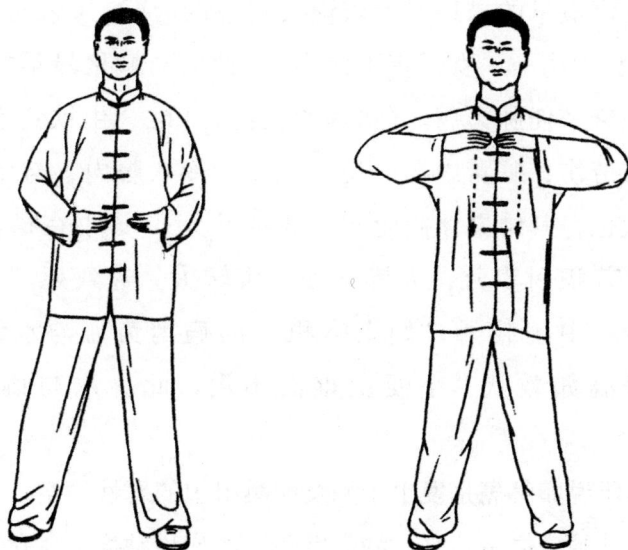

第十四节　卵巢癌

【概述与症状】

卵巢癌在中医学中属于"腹痛""癥瘕""肠覃""妇人癥积""积聚"等病证的范畴。

中医学认为，卵巢癌的发病与肝、脾、肾关系密切。卵巢癌的发病原因概括为内因和外因两种。内因为情志失调，导致气滞、血瘀、痰湿等互结于少腹，冲任、脏腑气血功能失调，形成癥积；外因为湿热毒邪内侵、饮食不节或寒热失调等导致机体气血失和、正气亏虚而犯病。历代的医家都有许多关于卵巢癌的论述，最早在《黄帝内经》的《灵枢·水胀》中就有对肠覃的描述："寒气客于肠外，与卫气相抟，气不得荣，因有所系，癖而内著，恶气乃起，瘜肉乃生。其始生也，大如鸡卵，稍以益大，至其成如怀子之状，久者离岁，按之则坚，推之则移，月事以时下，此其候也。"这是中医对卵巢癌最早的描述，但未论及其恶性情况。《素问·骨空论》中曰："任脉为病……女子带下瘕聚。"此为对瘕聚最早的记载，阐明了本病乃奇经任脉为病。《诸病源候论》曰："由饮食不节，寒温不调，气血劳伤，脏腑虚弱，受于风冷，冷入腹内，与血气相结所生。瘕者假也，其结聚浮假而痛，推移而动。"该书在描述"癥候"时又曰："若积引岁月，人皆柴瘦，腹转大，遂致死。"张仲景在《金匮要略》中记载了"妇人癥积"的病因为血与水结于胞宫："妇人少腹满如敦状，小便微难而不渴，此为水与血俱结在血室也。"

西医学所说卵巢癌是发生于妇女卵巢组织的恶性肿瘤，是女性生殖器官三大恶性肿瘤之一，是一种高度恶性的妇科肿瘤，在女性常见恶性肿瘤中占 2.4%~6.5%，卵巢癌的死亡率高居妇女恶性肿瘤的首位，5年生存率仅有 10%~30%。卵巢癌的发病病因目前仍不明确，一般认为可能与遗传因素有关，尤其是家族中有卵巢癌、乳腺癌、胰腺癌、前列腺癌、结直肠癌等患者时，亲属卵巢癌的发病风险可能增高；其次与内分泌因素有关，如妇女初潮早、无生育史等。卵巢上皮癌多见于绝经后女性，而恶性生殖细胞肿瘤多见于青少年或年轻女性。

卵巢癌早期无任何症状，约有 70% 的卵巢癌患者发现时已是中晚期。其临床表现为少腹不适、坠胀或疼痛，腹部痞块固定不移等。腹胀主要是由于肿物增大或合并腹、盆腔积液导致；腹痛是由于肿瘤内的变化，如出血、坏死、迅速增长而引起的一定程度的腹痛。在发生卵巢癌时，有些患者会出现性激素紊乱的症状。中晚期患者可伴有消瘦等症状。

卵巢癌的具体表现如下。

1. 月经不调：卵巢癌患者可见月经周期及经血量紊乱。晚期见不规则性子宫出血及绝经后出血，此乃性激素分泌紊乱所致。

2. 腹水：卵巢癌出现腹腔或盆腔的种植转移可引起腹水。若腹水量大，腹内压增高，可导致膈肌抬高及血液回流障碍，引起心悸、气短及下肢浮肿。

3. 排尿困难或尿频尿急：多见于晚期卵巢癌患者，肿瘤生长迅速，压迫周围脏器，产生排尿困难或尿路刺激症状。部分患者因肿瘤压迫肠道引起肠梗阻，出现大便秘结或不通、腹部绞痛等。

4. 恶病质：卵巢癌晚期患者因食欲不振，且肿瘤组织生长消耗大量的蛋白质，因而出现进行性消瘦、贫血等恶病质。卵巢癌还可出现其他远处脏器转移或淋巴转移，出现相应的临床表现。

卵巢癌除了根据临床表现诊断外，还需借助西医学的各项检查。如超声检查可初步测定卵巢癌肿瘤的发生部位、大小、形态、囊实性、有无腹水及与周围脏器的关系。CT 及磁共振检查，可进一步明确肿瘤的性质，了解肿瘤侵犯腹盆腔脏器的范围。卵巢癌筛查，临床常用的手段包括经阴道超声检测（TVUS）与血清 CA125 检查。

还有肿瘤标记物的测定，包括糖类抗原（如 CA125，卵巢上皮性癌的标记物，诊断阳性率超过 80%），甲胎蛋白（AFP，对内胚窦瘤有特异性诊断价值），癌胚抗原（CEA），人绒毛膜促性腺激素（HCG，可帮助诊断卵巢绒毛膜癌或伴有绒毛膜癌成分的生殖细胞肿瘤）等。卵巢癌的检查方法还有放射性核素显像、放射性免疫显像及腹腔镜检查。

【病因与病机】

中医学将卵巢癌的发病原因概括为内因和外因。发病的内因为情志变化致气滞、血瘀、寒凝、痰湿等互结于少腹，冲任、脏腑气血功能失调；外因为感受湿热毒邪等外邪。内因、外因共同作用，形成癥积。卵巢癌的主要病机为"寒凝""气滞""血瘀""痰湿"。寒邪为阴邪，其性凝滞，侵袭机体易遏阻阳气之升发，气血之运行。妇人在经前、经期或产后感受风寒，或过食生冷，或因素体阳虚，寒从内生，致寒客胞宫、经脉，阻滞气血运行，遂致瘀阻胞宫，日久形成癥瘕。又因气为血之帅，气行则血行，气滞则血瘀；由于情志不畅或抑郁，或郁怒伤肝，或思虑过度，而致气滞血瘀，瘀血凝滞于胞宫，渐成癥积。

中医关于卵巢癌的主要病机如下。

1. 正气亏虚，感受外邪

机体衰弱，卫外不固，六淫之邪侵袭机体，寒温失节、营卫失调，进一步损伤脏腑功能。

2. 饮食不节，伤脾生痰

嗜食膏粱厚味，脾胃损伤，脾失健运，津聚为痰，痰阻气滞，气滞血瘀，日久凝聚在内而生症积。

3. 冲任亏虚，功能失调

"女子七七，任脉虚，太冲脉衰少，天癸竭……"女子七七，天癸竭，脏腑功能失调；肾气已衰，阴阳之根本耗尽，机体之防御、温煦、内守、滋养功能衰退，气血无以生无以养，致元气渐衰为本病发生之根本。

【辨证与论治】

1. 湿热蕴结证

证候：少腹胀痛或伴腹水，腹部肿块，不规则阴道出血，大便干燥，小便黄，口苦、咽干、不欲饮，舌质暗，苔厚腻，脉弦滑或滑数。

治法：清利湿热，解毒散结。

常用药物：黄芩、龙胆草、山栀子、柴胡、当归、生地黄、泽泻、车前子、木通、枳实、茜草、猫须草、夏枯草、败酱草、龙葵等。

2. 气滞血瘀证

证候：面色无华，肌肤甲错，形体消瘦，少腹包块，坚硬固定，腹胀痛或刺痛，夜晚痛甚，舌质紫暗有瘀斑瘀点，脉细涩或弦细。

治法：活血化瘀，行气散结。

常用药物：土茯苓、当归尾、桃仁、红花、延胡索、川楝子、赤芍、制香附、三棱、莪术、乌药、鸡血藤、生牡蛎、炮山甲、干蟾皮等。

3. 痰湿凝结证

证候：胃脘胀满，时有恶心，血虚浮肿，四肢倦怠，少腹肿块，口渴少饮，溲黄便干，舌暗淡或红，苔薄白，脉滑。

治法：健脾利湿，化痰抗瘤。

常用药物：炙鳖甲、党参、茯苓、白术、枳壳、胆南星、半夏、苍术、昆布、海藻、青皮、浙贝母、当归、川芎、大腹皮等。

4. 气血两虚证

证候：病程日久，面色㿠白，精神萎靡，身乏体倦，头晕失眠，腹痛绵绵，或伴少腹包块，气促心慌，烘热盗汗，消瘦贫血，纳呆口干，舌淡红，苔薄质淡，脉沉细弱。

治法：滋肝补肾，益气养血。

常用药物：霍石斛、野山参、黄芪、白术、熟地黄、川芎、五味子、肉桂、紫河车、远志、阿胶珠、桑寄生、枸杞子、杜仲、半边莲等。

【卵巢癌的西医治疗】

手术联合化疗是卵巢恶性肿瘤的主要治疗手段，此外靶向治疗、内分泌治疗、放射治疗等也具有一定的疗效。

手术治疗可选择腹腔镜完成手术分期和减瘤术。术中冷冻病理检查有助于明确诊断，确定手术范围。腹腔镜有助于评估初治患者能否进行减瘤术，如果经评估不能达到要求，可以考虑新辅助化疗。紫杉醇联合铂类是卵巢癌一线化疗方案。开始化疗前，确保患者的一般状态和器官功能可耐受化疗，并密切观察和随访化疗患者，及时处理化疗过程中出现的各种并发症。化疗期间监测患者的血常规及生化指标。根据化疗过程中出现的毒性反应和治疗目标对化疗方案及剂量进行调整。化疗结束后，需要对治疗效果及并发症进行评估。针对聚腺苷二磷酸核糖聚合酶（PARP）、血管内皮生长因子受体（VEGFR）等的靶向治疗取得了较大的进展，有助于延长卵巢癌患者的生存期。卵巢恶性肿瘤的放射敏感性差别很大，卵巢内胚窦瘤、未成熟畸胎瘤、胚胎癌最不敏感，卵巢上皮癌中度敏感，无性细胞瘤最敏感。但由于腹腔、盆腔放疗的副作用较大，而化疗效果好，放疗已很少用于卵巢恶性肿瘤患者的初始治疗。

【卵巢癌的个人治疗心得】

1. 中成药：参芪扶正针剂、蟾酥注射液、复方红豆杉胶囊、臌症丸、鸦胆子胶囊、西黄丸等。

2. 自拟方一：制穿山甲 80g，醋炒三棱、醋炒莪术、醋炒五灵脂、炒黑丑、醋元胡、醋大黄各 30g，川牛膝、当归、川芎、紫丹参各 40g，肉桂 15g。再加 1g 麝香和匀，再炼蜜为丸，每丸 9g。每日 3 次，每次 1 丸，饭前白开水送下。连续服用 3 个疗程。

3. 自拟方二：甘遂、芫花、大戟、商陆各等份，上药共焙干研成极细粉末，另加麝香，用蜂蜜调匀敷于神阙穴（在脐中央），适用于卵巢癌并伴有腹水的患者。

【卵巢癌的养生锻炼功法】

功法 1：

预备式：站立，两脚分开与肩宽，两腿微屈，两臂自然垂于身体两侧，两目微闭，神凝气和。

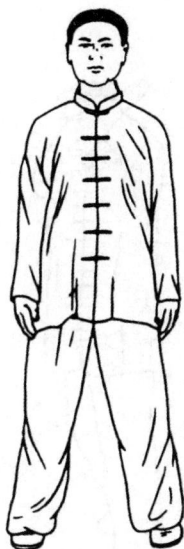

　　首先以腰为轴，身体先向左转（女性先向右转），脚不动，双臂伸直双手交叉贴身向上画圆弧，同时吸气收腹提肛。

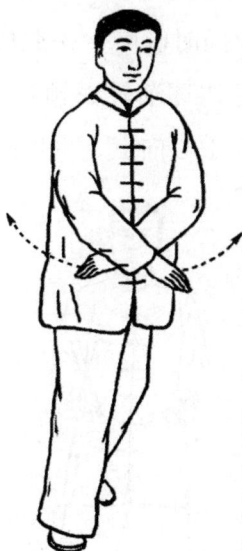

　　当两手向上画弧交叉于头顶上时，再左右手分开，掌心向外自下画圆弧，同时呼气，松肛门，少腹外挺，双掌向外向下按，慢慢下落，同

时身体逐渐转回预备式。

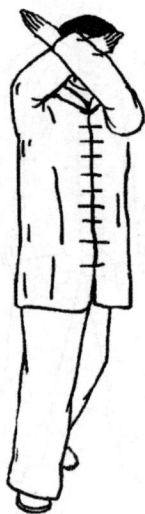

　　随后身体再向右转，脚不动，双臂伸直、双手交叉贴身向上画圆弧，同时吸气收腹提肛，当两手向上画弧交叉于头顶上时，再左右手分开，掌心向外自下画圆弧，同时呼气，松肛门，少腹外挺，双掌向外、向下按，慢慢下落，同时身体逐渐转回预备式。如此左右交叉各练习18次。接着两掌收回腰间，手心向上，手指向前伸直。

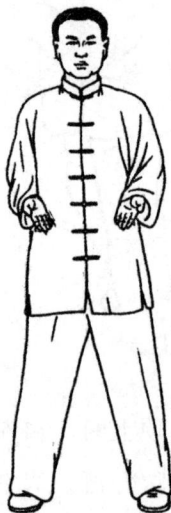

然后两掌从腰间伸出，两臂挺直，一缩一伸。

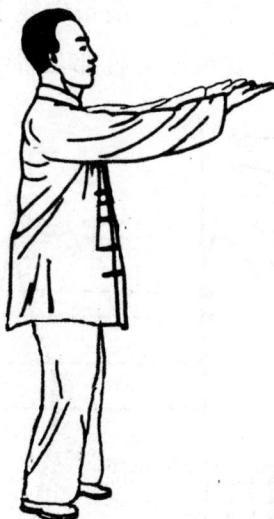

缩时充分吸气，伸时充分呼气，吸气时腹部向里缩，呼气时腹部向外挺（逆式呼吸），自觉膈下（胃肠部）蠕动。如此伸缩36次。

功法2：

预备式：站立，两脚分开与肩宽，两腿微屈，两臂自然垂于身体两侧，两目微闭，神凝气和。

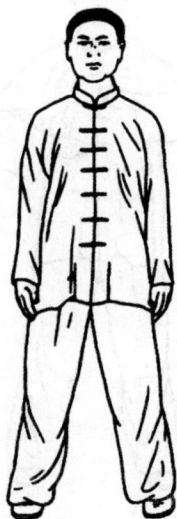

首先用两手大拇指肚由剑突下至脐上。

上脘位于上腹部，脐中上 5 寸，前正中线上；中脘位于上腹部，脐中上 4 寸，前正中线上；下脘位于上腹部，脐中上 2 寸，前正中线上。

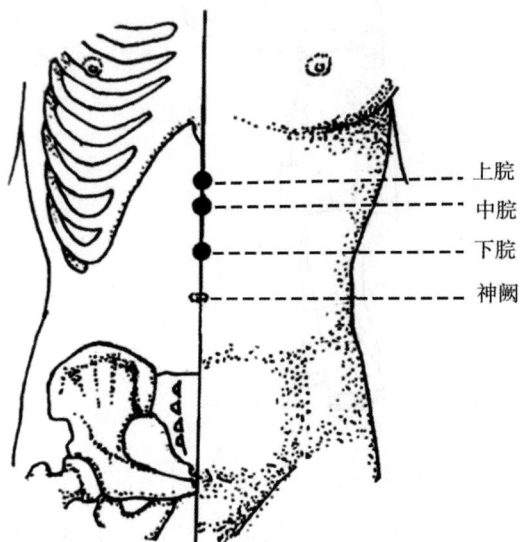

反复向下推搓 36 次。

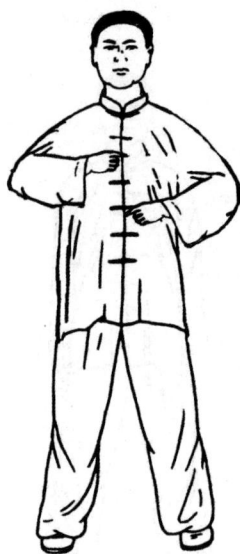

　　然后两手自两边向中间缓缓抄起，在腹前交叉十字重叠，左手在上，右手在下（女性右手在上，左手在下），以右手拇指第二掌指关节处放在脐（即神阙穴）上，其余指自然放松，手掌成窝状，但不接触体表，左手拇指自然搭在右手阳明经的阳溪穴（在腕横纹桡侧处，拇指向上翘时，拇短伸肌腱与拇长伸肌腱之间的凹陷中）上，掌心与右手掌背稍有一点距离，左手中指在右掌下成一处支撑点。如此形成三点成一线，即双手劳宫穴（在掌区，握拳时中指尖即是）和下丹田（即气海穴，脐下1.5寸）成一线。如此意守丹田10分钟。

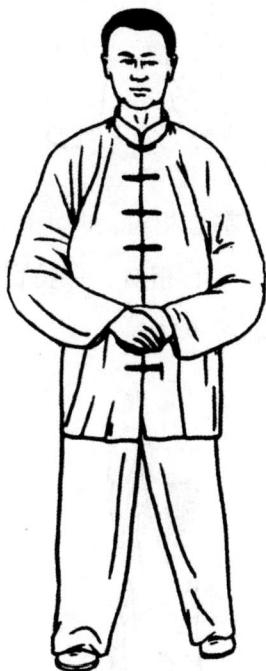

功法3：

预备式：站立，两脚分开与肩宽，两腿微屈，两臂自然垂于身体两侧，两目微闭，神凝气和。

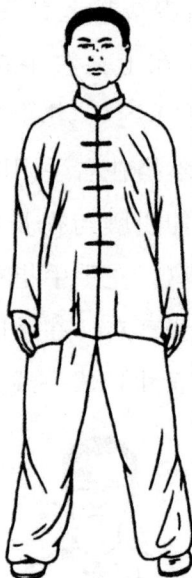

　　首先两手由体侧抬起，掌心相对，两手间距与肩等宽，然后双手由耳旁平行上举，两臂伸直，掌心相对，保持此式片刻，待两臂疲劳时，再垂直下落于体侧，如此练习36次。

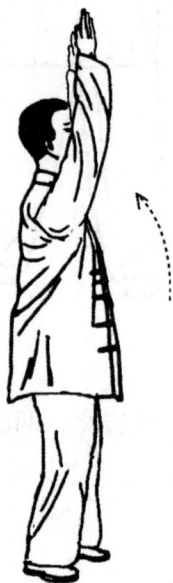

接着回到预备式，两臂屈肘经体前上提至胸前，掌心朝上。

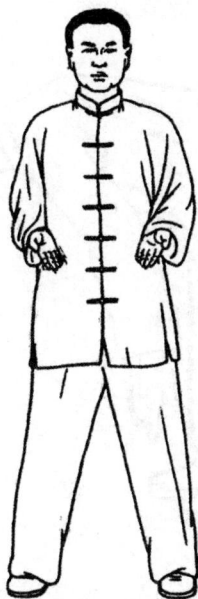

以口缓缓呼气，身体前俯，转掌心朝下。

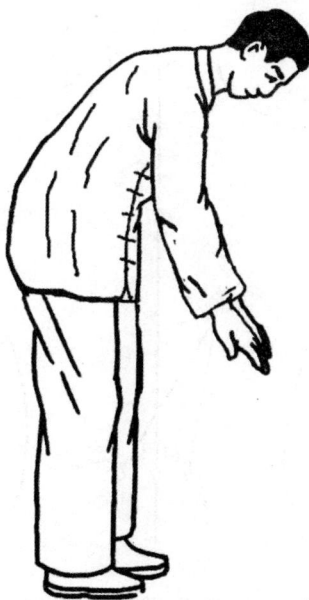

经体前，顺大腿向下做攀拉脚尖姿势（开始不行，慢慢做到攀拉脚尖为佳），两膝伸直，保持此式片刻。

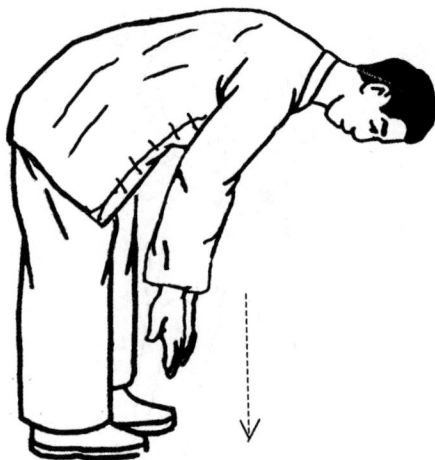

再徐徐以鼻吸气，身体抬起，两掌沿大腿后侧上提至肾俞穴（足太阳膀胱经之穴位，在脊柱区，第二腰椎棘突下，后正中线旁开 1.5 寸）。如此反复操作 36 次。

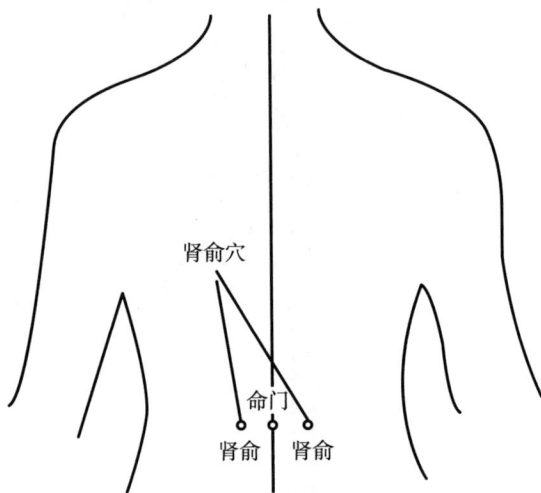

接着以两手握于腰后双肾处，双掌掌根朝上，五指朝下，上下摩搓

腰部软筋处 36 次，使内部发热。

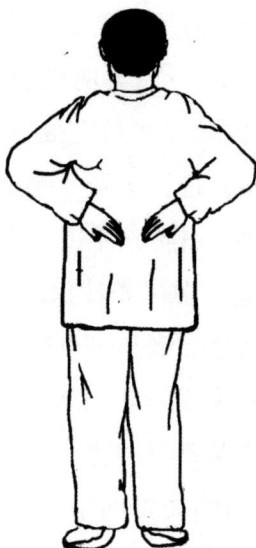

第十五节　宫颈癌

【概述与症状】

宫颈癌在中医学中属于"五色带下""崩漏""癥瘕""饮疮""虚损"等病证的范畴。

中医学认为，宫颈癌发病的病位在妇人的胞宫（女子胞），发病与脾、肝、肾关系密切。历代医家认为宫颈癌的发生原因分为内因和外因两种。内因为机体正气不足，情志失调，湿浊、寒冷等外邪乘虚而入，导致冲任失固、带脉失约或瘀血伤络，形成"带下"；外因为饮食不节或寒热失衡等导致机体正气亏虚、冲任失调而犯病。早在 2000 年前的《黄帝内经》中已有"任脉为病……女子带下瘕聚"的记载，《灵枢·经脉》云"虚则生疣"，阐述了正气虚弱，不能御邪外出，邪气搏结于子宫胞门发为赘生物。《素问·刺法论》曰："正气存内，邪不可干。"

《普济方》曰："妇人崩中漏下，赤白青黑，腐臭不可近，令人面黑无颜色，皮骨相连，月经失度，往来无常，少腹弦急或苦绞痛……令人偏枯，气息乏少，腰背痛连胁……"与现代临床上所见宫颈癌的晚期症状颇为相似。《医宗必读》曰："积之成者，正气不足，而后邪气踞之。"又如《景岳全书·妇人规》云："瘀血留滞作癥，惟妇人有之，其证则或由经期，或由产后，凡内伤生冷，或外受风寒……总由血动之时，余血未净，而一有所逆，则留滞日积，而渐已成癥矣。"故宫颈癌是以正气虚弱、冲任失调为本，湿热瘀毒凝聚为标的本虚标实之证。

西医学所说宫颈癌是原发于妇女子宫颈的恶性肿瘤，是全球妇女发病率仅次于乳腺癌的第二个最常见的恶性肿瘤，死亡率居女性癌症死亡率的第二位。我国是宫颈癌的高发国家，每年新发病数约为13.5万，约占全世界发病总数的1/3，每年因宫颈癌死亡的人数约为5.3万。宫颈癌中最常见的是鳞状上皮细胞癌，占90%~95%，其次是腺癌，占5%~10%，其他较少见的有未分化癌等。宫颈癌好发年龄为40~59岁。宫颈癌的发病原因尚不清楚，国内外大量资料证实，早婚、早育、多产及性生活不节的妇女有较高的患病率。还有研究认为包皮垢中的胆固醇经细菌作用后，可转变为致癌物质，也是导致宫颈癌的重要诱因。

宫颈癌早期患者无明显的临床症状，或仅有少量白带；中期患者常伴有白带增多及腥臭，阴道不规则出血；晚期患者常因癌瘤扩散，出现消瘦、贫血、发热、臀部及大腿部的持续性疼痛和全身衰竭等相应症状。

宫颈癌的具体表现如下。

1. 接触性出血是宫颈癌最突出的症状

宫颈癌患者约70%~80%有阴道出血现象。多表现为性交后或行妇科检查时，或用力大便时，阴道分泌物混有鲜血。老年女性若遇到性交后出血，不要总认为是由于性交用力不当而引起的，而忽略宫颈癌的可能性。若每次性交后都出血,更应引起重视,及时就医。

2. 绝经后阴道不规则出血

绝经后的女性,突然无任何原因又"来潮了",出血量常不多,而且不伴有腹痛、腰痛等症状,极易被忽视。其实,这种阴道不规则出血常是宫颈癌的早期征兆,许多绝经后的患者就是以此症状来诊,得到早期诊断,及时治疗。

3. 下腹或腰骶出现疼痛,痛连臀部及大腿部

月经期、排便或性生活时疼痛加重。尤其当炎症向后沿子宫骶韧带扩展或沿阔韧带底部蔓延,形成慢性子宫旁结缔组织炎,子宫颈主韧带增粗时,疼痛更甚。子宫颈被触及时,立即引起髂窝、腰骶部疼,有的患者甚至出现恶心等症状,影响性生活。

4. 阴道分泌物增多,黏性大,偶有血丝

临床上75%～85%的宫颈癌患者有不同程度的阴道分泌物增多症状。大多表现为白带增多,后来多伴有气味和颜色的变化。宫颈癌患者由于癌灶的刺激,子宫颈腺体的分泌功能亢进,产生黏液样白带,故生育年龄患者不再有白带性状与量的周期性变化;绝经后患者则一反常态,白带量有所增多,且具黏性,有时为血性白带。这种白带异常的表现,包括量的增多与性质的改变,是子宫颈癌的早期症状。

5. 患者多伴有宫颈糜烂

一般宫颈癌患者多伴有宫颈糜烂,重度宫颈糜烂是发生癌变的主要原因。年轻女性宫颈糜烂经久不治,或是更年期后仍有宫颈糜烂,应该引起足够的重视。

宫颈癌除了根据临床表现诊断外,还需借助西医学的各项检查。

宫颈刮片细胞学检查是宫颈癌筛查的主要方法,应在宫颈转化区取材。

宫颈黏膜碘试验:正常宫颈阴道部鳞状上皮含丰富糖原,碘溶液涂染后呈棕色或深褐色,不染色区说明该处上皮缺乏糖原,可能有病变。

在碘不染色区取材活检可提高诊断率。

阴道镜检查：宫颈刮片细胞学检查巴氏Ⅲ级及Ⅲ级以上、宫颈 TBS 分类为鳞状上皮内瘤变，均应在阴道镜观察下选择可疑癌变区行宫颈活组织检查。

宫颈和宫颈管活组织检查是确诊宫颈癌及宫颈癌前病变的可靠依据。所取组织应包括间质及邻近正常组织。宫颈刮片阳性，但宫颈光滑或宫颈活检阴性，应用小刮匙刮拭宫颈管，将刮出物送病理检查。

还有宫颈锥切术适用于宫颈刮片检查多次阳性而宫颈活检阴性者，或宫颈活检为宫颈上皮内瘤变需排除浸润癌者。

【病因与病机】

中医学将宫颈癌的发病概括为内因和外因。发病的内因为情志失调、下元虚寒、素体亏虚等；外因为饮食不节、纵欲过度、感受湿热毒邪等。故宫颈癌是以正气虚弱、冲任失调为本，湿热瘀毒凝结为标的本虚标实之证。脾湿、肝郁、肾虚是本病发生的内在病因。经、孕、产、乳皆以女子阴血为本，盖"女子以肝为先天"，肝血亏虚，身体虚寒，寒瘀气滞，脉络亏损，肾精不足，则可导致五脏失养，气血亏虚，阴津耗伤而导致化源不足，继而衍生经、带、胎、产的诸疾。《临证指南医案·癥瘕》云："夫癥者征也，血食凝阻，有形可征，一定而不移。瘕者假也，脏气结聚，无形成假，推之而可动。"阐述了宫颈癌发病的病因和病机。

中医关于卵巢癌的主要病机如下。

1. 冲任失调，邪毒侵袭

劳累过度，冲任失调，督脉失司，致带脉损伤，出现崩漏、带下等病证。加之寒冷、湿热毒邪侵袭胞宫，瘀血、痰饮、湿毒内生，留滞不去，日久形成癥瘕。

2. 忧虑过度，内伤七情

《古今医统》曰："妇人崩漏，最为大病……多为忧思过度，气血俱虚，此为难治。"女子情志不舒，气郁化火，气郁则冲任失调，血瘀痰滞，留而不去，搏结成积。

3. 肝肾虚损，脏腑失养

肝失疏泄，情志抑郁，郁久化火，肝气横逆，必然犯脾，脾失统血，郁火内炽，移热冲任，冲为血海，任主胞宫，血海受损，破血下行，淋漓不尽，病延日久，久病及肾，终致气血亏损、正虚邪实发为本病。

【辨证与论治】

1. 湿热瘀毒证

证候：胸闷气短，口苦，纳差，心烦低热，少腹疼痛，月经不调，带下绵绵，量多色暗，气味腥臭，小便短赤，大便秘结，舌质暗，苔黄腻，脉弦滑或滑数。

治法：清热利湿，化瘀解毒。

常用药物：龙胆草、萆薢、石菖蒲、焦栀子、土茯苓、山慈菇、当归、柴胡、黄芩、乌药、益智仁、炒内金、党参、茅莓根、车前子等。

2. 肝郁气滞证

证候：接触性出血，色鲜红无块，带下色黄，伴胸胁胀满，心烦易怒，少腹胀痛，口苦咽干，小便赤涩，大便干结，舌苔薄，脉弦数。

治法：疏肝理气，清热凉血。

常用药物：白茅根、白花蛇舌草、柴胡、当归、白芍、白术、茯苓、牡丹皮、半枝莲、栀子、赤芍、生地黄、蒲黄、薄荷、云雾草等。

3. 脾肾阳虚证

证候：带下清稀而多，阴道出血，量多色淡，伴神疲乏力，腰膝酸软，倦怠纳呆，小腹坠胀，大便先干后稀，舌质淡胖，苔白润，脉细弱。

治法：温肾健脾，补中益气。

常用药物：人参、熟地黄、山药、山茱萸、肉桂、枸杞子、补骨脂、白屈菜、延胡索、干酥皮、菟丝子、鹿角胶、杜仲、制附片、煅牡蛎等。

4. 肝肾阴虚证

证候：带下色黄，阴道出血，量多色红，或伴有头晕耳鸣，目眩口干，腰膝酸软，手足心热，夜寐不安，少腹及腰骶腿痛，小便短赤，大便干结，舌淡红，苔薄少，脉弦细。

治法：滋养肝肾，扶正解毒。

常用药物：七叶一枝花、生地黄、熟地黄、山萸肉、泽泻、菊花、女贞子、旱莲草、桑椹子、制首乌、怀山药、山慈菇、牡丹皮、蓇头回、侧柏叶等。

【宫颈癌的西医治疗】

西医对宫颈癌的治疗，早期是以手术和放疗作为首选治疗手段。临床上可根据临床分期，患者年龄、生育要求、全身情况，医疗技术水平及设备条件等综合考虑，制定适当的个体化治疗方案。采用以手术和放疗为主、化疗为辅的综合治疗方案。

手术主要用于早期宫颈癌患者。常用术式有全子宫切除术，次广泛全子宫切除术及盆腔淋巴结清扫术，广泛全子宫切除术及盆腔淋巴结清扫术，腹主动脉旁淋巴切除或取样。年轻患者若卵巢功能正常可保留。放射治疗适用于中晚期患者、全身情况不适宜手术的早期患者、宫颈大块病灶的术前放疗患者及手术治疗后病理检查发现有高危因素的患者。化疗主要用于晚期或复发转移的患者，近年也采用手术联合术前新辅助化疗（静脉或动脉灌注化疗）来缩小肿瘤病灶及控制亚临床转移，也用于放疗增敏。常用化疗药物有顺铂、卡铂、紫杉醇、博来霉素、异环磷酰胺、氟尿嘧啶等。

【宫颈癌的个人治疗心得】

1. 中成药：安康欣胶囊、参茸丸、抗癌乙片或抗癌乙丸、蟾酥注射液、莪术油注射液、消癌平片、复方斑蝥胶囊等。

2. 自拟方一：枯矾20g，山慈菇20g，砒霜10g，雄黄15g，蛇床子10g，硼砂5g，冰片5g，麝香1.5g。将上述药物共研为末，加适量江米粉（每料大约9g），分别制成长1cm左右、一头尖一头粗（直径0.2cm左右），形状类似钉子状的栓剂，放置阴凉处风干，备用。用药前先用1:1500的苯扎溴铵溶液灌洗阴道，再用已制好的栓剂1～2剂，采用宫颈管及瘤体插钉法。一般3～5天上药一次。

3. 自拟方二：蛇床子、苦参、黄柏、蒲公英、白鲜皮、败酱草各60g，花椒叶30g，苍耳子、蝉蜕各20g。煎水300～500mL，坐浴或反复冲洗阴道，每日两次。

西洋参100g，花椒20g，炮山甲120g，白花蛇舌草100g。共研成细末，内服，每日两次，每次5g。36天为一疗程，连续三个疗程。

【宫颈癌的养生锻炼功法】

功法1：

预备式：站立，两脚分开与肩宽，两腿微屈，两臂自然垂于身体两侧，两目微闭，神凝气和。

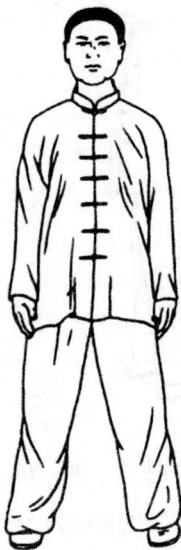

接着两掌收回腰间，手心向上，手指向前伸直。

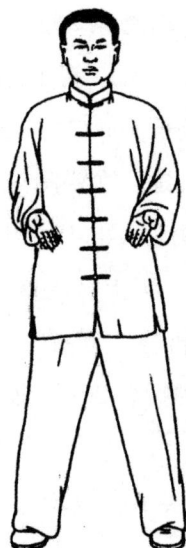

然后两掌从腰间伸出，两臂挺直，一缩一伸。

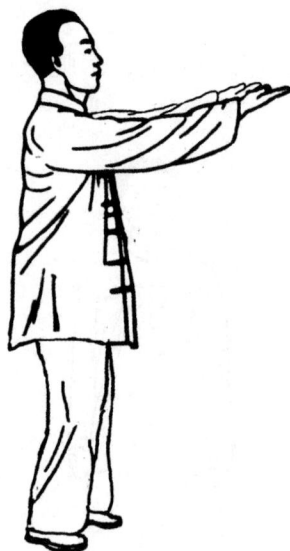

缩时充分吸气，伸时充分呼气，吸气时腹部向里缩，呼气时腹部向外挺（逆式呼吸），自觉膈下（胃肠部）蠕动。如此伸缩36次。

接着用两手大拇指指腹由剑突下至脐上，反复向下推搓 36 次。

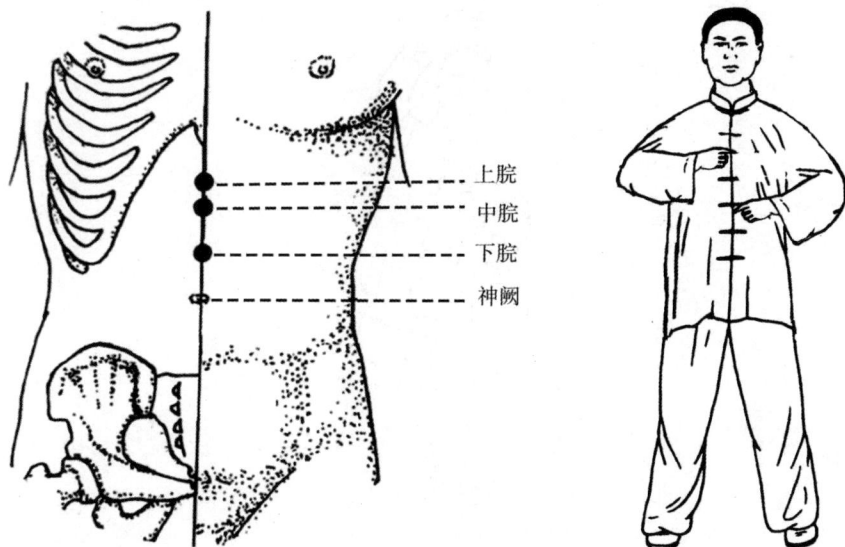

上脘
中脘
下脘
神阙

功法 2：

预备式：站立，两脚分开与肩宽，两腿微屈，两臂自然垂于身体两侧，两目微闭，神凝气和。

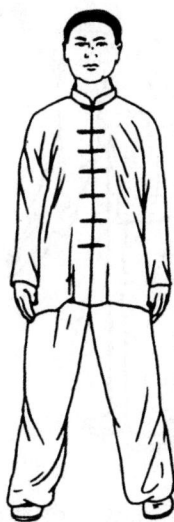

首先同时身体向左侧弯曲，右臂伸直向左上摆，左臂伸直经背后右

摆；再以口慢慢呼气，两臂下落还原，身体恢复正身站立式。

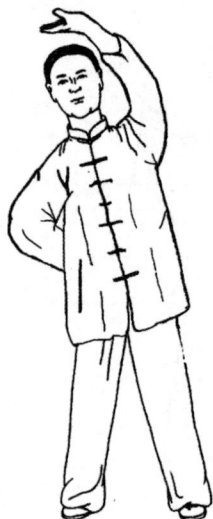

练习9次后，以鼻徐徐吸气，同时身体向右侧弯曲，左臂伸直向上摆，右臂伸直经背后左摆；再以口慢慢呼气，两臂下落还原，身体恢复正身站立式，练习9次。左右各练习36次。

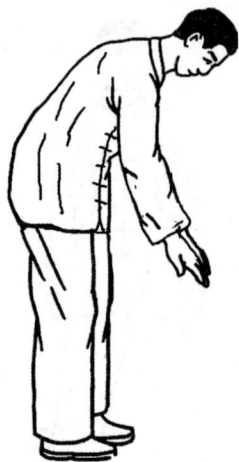

接着身体前俯，两臂自然下垂。以鼻徐徐吸气，右手向左上方撩起，同时腰部右拧，头向右后方转动，眼视右手，左手摆至右肩；再以

口慢慢呼气，两臂下摆还原。

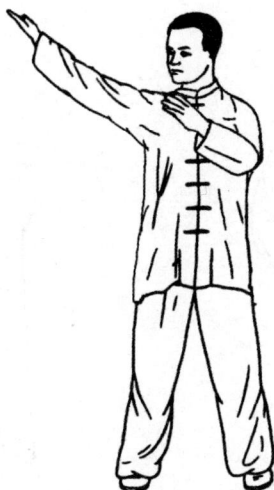

　　再以鼻徐徐吸气，左手向左上方撩起，同时腰部左拧，头向左后方转动，眼视左手，右手摆至左肩；再以口慢慢呼气，两臂下摆还原。左右各练习 36 次。

　　功法 3：

　　预备式：站立，两脚分开与肩宽，两腿微屈，两臂自然垂于身体两侧，两目微闭，神凝气和。

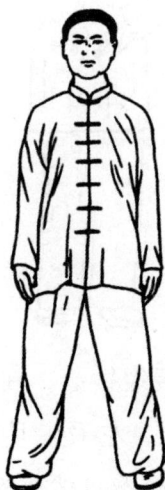

首先利用臀肌和腹肌的收缩之力升提肛门，随即放松使肛门回复原位，反复进行 36 次。

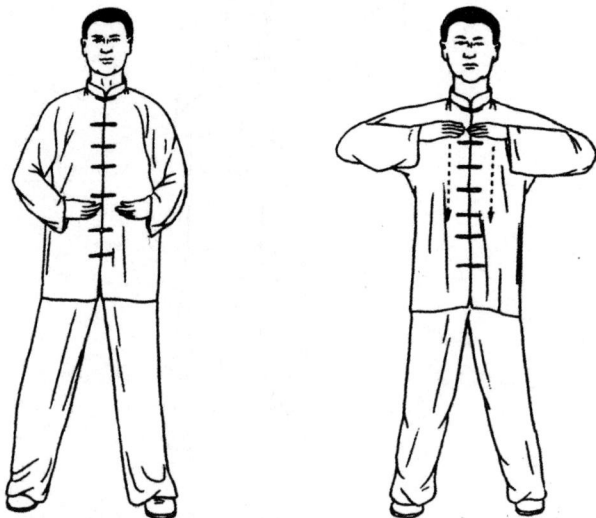

接着以两手双掌握与腰后双肾处，双掌掌根朝上，五指朝下，上下摩搓腰部软筋处 36 次，使内部发热。

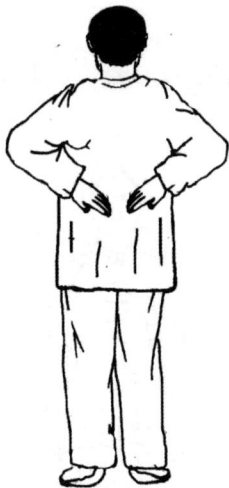

然后两手自两边向中间缓缓抄起，在腹前交叉十字重叠，左手在上，右手在下（女性右手在上，左手在下），将右手拇指第二掌指关节处放在脐上（即神阙穴），其余指自然放松，手掌成窝状，但不接触体

表，左手拇指自然搭在右手阳明经脉上的阳溪穴（在腕横纹桡侧处，拇指向上翘时，拇短伸肌腱与拇长伸肌腱之间的凹陷中）上，掌心与右手掌背稍有一点距离，左手中指在右掌下成一处支撑点。如此形成三点成一线，即双手劳宫穴（在掌区，握拳时中指尖即是）和下丹田（即气海穴，脐下 1.5 寸）成一线。如此意守丹田 10 分钟。

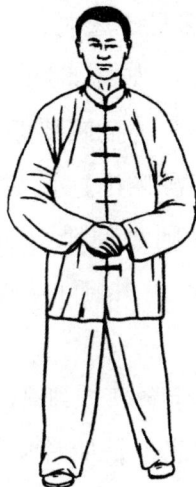

第十六节　肾癌

【概述与症状】

肾癌在中医学中属于"肾积""癥积""腰痛""血尿""溺血"等病证的范畴。

中医学认为，肾癌发病的病位在肾，发病与脾、肝、肾、膀胱关系密切。腰为肾之府，肾与膀胱互为表里；肾主水，脾主水湿之运化。本病多由房劳太过、损伤肾气；或饮食失调、脾失健运；或情志所伤，肝气郁结；或年老体衰，肾虚不足；或起居不慎，身形受寒，邪气自外乘之，以至水湿不化，脾肾两伤，湿毒内生，积于腰府。久而气滞血瘀，凝聚成积块。症见腰痛，少腹胁下按之有物，推之可移。湿毒化热，下注膀胱，烁灼经络，血热妄行，则可见尿血经久不愈。肾为真阴元阳所系，病之初期因溺血不止，而致肾阴虚损；久而阴损及阳，则可见面色㿠白、四肢不温等肾阳虚衰之症。而后日渐食少消瘦，阴阳俱损，终致肾积。我国历代中医文献中也有不少类似肾癌、肾盂癌、输尿管癌的记载，多见于尿血、腰痛。但中医古籍文献中所提的"肾岩"指的是"阴茎癌"。如《素问》曰："胞移热于膀胱，则癃溺血。""少阴涩则病积溲血。"《金匮要略》云："热在下焦者，则尿血，亦令淋秘不通。"《诸病源候论》记载："血淋者，是热淋之甚者则尿血，则小便气秘，气秘则小便难，痛者为淋，不痛者为尿血。"《医学入门》曰："溺血乃心移热于小肠。"其所述症状同肾癌十分相似。

西医学所说肾癌是发生于肾实质细胞、肾盂移行上皮及输尿管的恶性肿瘤。肾癌又称肾细胞癌，是最常见的肾脏实质恶性肿瘤。肾癌占成人恶性肿瘤的 2%～3%，占成人肾脏恶性肿瘤的 80%～90%，近年来发病率有缓慢上升趋势，目前仅次于膀胱癌和前列腺癌。肾细胞癌多发生于 50～70 岁的成年人，偶见于青少年。肾癌在发达国家的发病率高于发展中国家，城市地区高于农村地区，男性多于女性，男女发病率的比例约为 2:1。肾癌的病因至今尚未清楚，有很多因素可能引起肾癌的发生。遗传因素可能是其中之一，同时吸烟者发病率明显高于不吸烟者。长期服用止痛解热药非那西汀者常发生肾盂肾炎，其患肾盂癌的发病率亦有所增加。亦有报道认为某些工业物质、黄曲霉素、激素、放射线、造影剂等可能导致肾癌。肾结石合并肾癌的患者，可能与局部慢性刺激有关。

近些年来，大多数肾癌患者是健康查体时发现的无症状肾癌，这些患者占肾癌患者总数的 50%～60%。有症状的肾癌患者中最常见的症状是腰痛和血尿，少数患者是以腹部肿块来院就诊。10%～40% 的患者出现副瘤综合征，表现为高血压、贫血、体重减轻、恶病质、发热、红细胞增多症、肝功能异常、高钙血症、高血糖、血沉增快、神经肌肉病变、淀粉样变性、溢乳症、凝血机制异常等改变。20%～30%的患者是由于肿瘤转移所致的骨痛、骨折、咳嗽、咯血等症状就诊。

肾癌其具体表现如下。

1. 无痛血尿

血尿是肾细胞癌最常见的临床症状之一，系由肿瘤侵犯肾盂或肾盏黏膜而引起。40%～60%的患者会发生不同程度的血尿，通常为间歇性全程无痛肉眼血尿，有时有条状血块，系输尿管管型。血块堵塞输尿管时可引起肾绞痛。

2. 腰部或上腹部肿块及疼痛

肾脏位于腹膜后，位置深，腹部触诊时摸不到，只有当肿瘤较大或位于肾下极才可触及肿块，10%～40%的患者可扪及腹部肿块，有时可为唯一症状。检查者所触及的可能是肿瘤本身，也可能是被肿瘤推移的肾下极。如果包块固定不动，说明肿瘤已侵犯肾脏周围的脏器结构，这种患者的肿瘤切除困难，预后不佳。

3. 全身反应

10%～40%的患者出现副瘤综合征，表现为高血压、贫血、体重减轻、发热、红细胞增多症、肝功能异常、高钙血症、高血糖、红细胞、沉降率增快、神经肌肉病变、凝血机制异常等恶病质。

4. 转移症状

约10%的肾癌患者会出现肿瘤转移症状，并由于肿瘤转移出现骨痛、骨折、下肢水肿、咳嗽、咯血等症状。

肾癌除了根据临床表现诊断外，还需借助西医学的各项检查。常见的诊断肾癌方法有实验室检查、影像学检查和病理学检查。实验室检查结果是作为对患者术前一般状况、肝肾功能以及预后判定的评价指标，主要包括尿素氮、肌酐、肝功能、全血细胞计数、血红蛋白、血钙、血糖、血沉、碱性磷酸酶和乳酸脱氢酶等。目前，尚无公认的可用于临床诊断肾癌的肿瘤标记物。肾癌的临床诊断主要依靠影像学检查，常用的影像学检查项目包括胸部 X 线（正侧位）、腹部超声、腹部 CT、腹部 MRI 检查，PET 或 PET－CT 检查一般很少用于诊断肾癌，多是用于晚期肾癌患者以便能发现远处转移病灶或用于对进行化疗、分子靶向治疗或放疗患者的疗效评定。对未行 CT 增强扫描，无法评价对侧肾功能者应行核素肾血流图或静脉尿路造影检查。有下列三项内容之一的肾癌者应该进行核素骨显像检查：

1. 有相应骨症状。

2. 碱性磷酸酶高。

3. 临床分期≥Ⅲ期。对胸部 X 线显示肺部有可疑结节或临床分期≥Ⅲ期的肾癌患者应进行胸部 CT 扫描检查。对有头痛或相应神经系统症状的肾癌患者还应该进行头部 MRI、CT 扫描检查。

由于影像学检查诊断肾癌的符合率高达 90% 以上，而肾穿刺活检病理检查诊断肾癌的价值有限，所以通常不建议做肾穿刺活检检查。

【病因与病机】

中医学将肾癌的发病概括为内因和外因。发病的内因为肾气亏虚，水湿不化，湿毒内生；发病的外因是感受湿热邪毒，入里蓄毒，气滞血瘀阻结水道，结于肾中，日久渐成癌瘤，多见于年龄较大者，此时肾气日见衰弱，易为外邪所侵。肾虚不能摄血而见血尿；腰为肾之府，肾虚则腰背疼痛；湿热结毒，日久气滞血瘀而形成肿物包块。其病以肾元亏虚为本，以湿热蕴结、肾阴亏虚、脾肾两虚为标；肾元亏虚，膀胱气化失司是其基本病机，本虚标实是本病的病机特点。

中医关于肾癌的主要病机如下。

1. 湿热蕴结

外感湿热之邪入里，或脾失健运，湿浊内生，湿毒火热，下注膀胱，阻滞经脉，经络受损，湿热蕴结成块，久结成瘤，侵及腰部而发病。

2. 肾阴亏虚

素体肾虚，或年老肾精亏虚、阴虚火炎，导致气化不利，水湿不化，瘀结成毒，滞留腰部而成肿物包块。

3. 脾肾两虚

多因久病不愈，脾胃运化功能受损，则水谷精微化生不足，气血化生之源枯竭致气血亏虚。肾气不足，不能摄血，尿血日久导致气血双亏，脏腑功能失调而发此病。

【辨证与论治】

1. 湿热瘀毒证

证候：腰部或腹部肿块日见增大，腰痛加剧，坠胀不适，血尿不止，低热，口渴，纳少，恶心呕吐，身沉困，饮食不佳，舌苔白腻夹黄，舌体胖，脉滑数。

治法：清热利湿，活血化瘀。

常用药物：木通、大黄、栀子、白术、滑石、萹蓄、白花蛇舌草、马鞭草、黄柏、龙胆草、瞿麦、紫河车、生薏苡仁、车前子、灯心草等。

2. 气血双亏证

证候：乏力气短，咳嗽气促，心悸心烦，面苍无华，贫血消瘦，肿块或病灶日久增大、增多，口干，低热，包块疼痛，脉沉细数或虚大而数，舌淡有瘀点，白苔或黄白苔。

治法：补气养血，化瘀解毒。

常用药物：黄芪、太子参、茯苓、猪苓、干地黄、当归、赤芍、白芍、女贞子、干蟾、僵蚕、土茯苓、海金沙、猪殃殃、鸭跖草等。

3. 心肾阴虚证

证候：腰部包块较小，边缘清楚，质中硬，固定不移，腰痛喜按，心慌，手足心热，小便色黄带红，舌尖红，苔薄，脉沉细。

治法：滋阴补肾，凉血止血。

常用药物：生地黄、山茱萸、茯苓、桑寄生、鳖甲、三七、阿胶、半枝莲、白花蛇舌草、怀山药、白英、蛇莓、紫河车、半边莲等。

4. 肾阳虚衰证

证候：腰部肿块明显，腰膝酸软，尿血不多，腰痛，四肢不温，溲清便溏，舌淡苔薄，脉沉细。

治法：温阳补肾，祛瘀解毒。

常用药物：山萸肉、补骨脂、肉桂、附片、熟地黄、淫羊藿、云三七、红参、半枝莲、白花蛇舌草、桑寄生、紫丹参、瞿麦、萹蓄、水杨梅根等。

【肾癌的西医治疗】

西医对肾癌的治疗，通常以外科手术治疗首选治疗方法。对早期肾癌患者可采用保留肾单位手术（保留肾脏的手术）或根治性肾切除术。这些手术可以选用腹腔镜手术或传统的开放性手术。对中晚期肾癌患者，通常采用根治性肾切除术，这类手术通常采用开放性手术进行。对年老体弱或有手术禁忌证的小肾癌（肿瘤直径≤4cm）患者可选用能量消融（射频消融、冷冻消融、高强度聚焦超声）治疗。不能耐受手术治疗的肾癌患者可以通过介入治疗的方法进行肾动脉栓塞，可起到缓解血尿症状的作用，这是一种姑息性治疗方法。

晚期肾癌应采用以内科治疗为主的综合治疗。外科手术切除患侧肾脏可以起到明确肾癌的类型和减少肿瘤负荷的作用，提高免疫治疗（如干扰素－α）或靶向治疗的有效率。2005 年 12 月，美国 FDA 先后批准了索拉非尼、舒尼替尼、替西罗莫司、贝伐珠单抗联合 IFN－α、依维莫司、培唑帕尼、阿昔替尼以及厄洛替尼 8 种靶向方案用于转移性肾癌患者的一线或二线治疗。

【肾癌的个人治疗心得】

1. 中成药：雷丸胶囊、参茸丸、平消胶囊、复方半边莲注射液、平消片、莪术油注射液、补中益气丸、金匮肾气丸等。

2. 自拟方一：白英、龙葵、蛇莓、半枝莲、土茯苓各30g，大蓟、小蓟、仙鹤草、瞿麦、黄柏、延胡索、竹茹、竹叶各15g。以上水煎内服，每日1剂，每剂煮两次，早晚各服1次。3个月为一疗程。

3. 自拟方二：山柰、乳香、没药、姜黄、栀子、白芷、黄芩各20g，小茴香、公丁香、赤芍、木香、黄柏各15g，蓖麻仁20粒。上药共研细末，用鸡蛋清调匀外敷肾俞，6~8小时更换1次。另取：瞿麦、萹蓄、藕节、生薏苡仁、槐豆各30g，桃仁10g，金钱草20g，全蝎6g，仙鹤草25g。以上水煎内服，每日1剂，每剂煮两次，早晚各服1次。3个月为一疗程。

【肾癌的养生锻炼功法】

功法1：

预备式：站立，两脚分开与肩宽，两腿微屈，两臂自然垂于身体两侧，两目微闭，神凝气和。

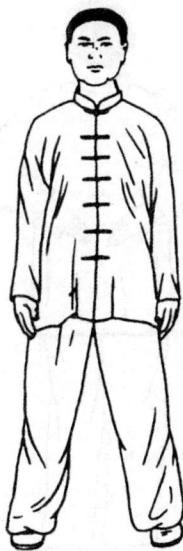

首先利用臀肌和腹肌的收缩之力升提肛门，随即放松使肛门回复原位，反复进行 36 次。

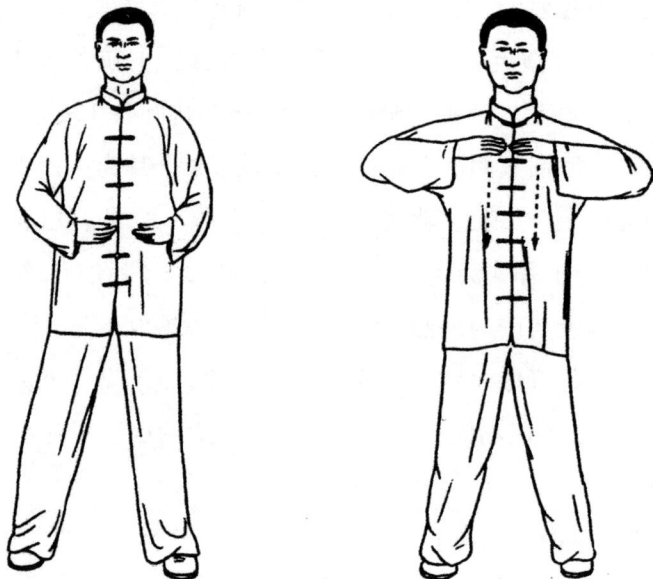

接着以两手双掌握与腰后双肾处，双掌掌根朝上，五指朝下，上下摩擦腰部软筋处 36 次，使内部发热。

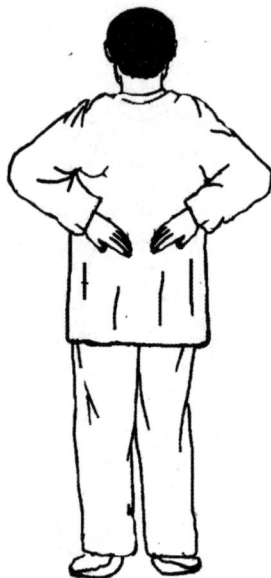

最后两掌收回腰间，手心向上，手指向前伸直。

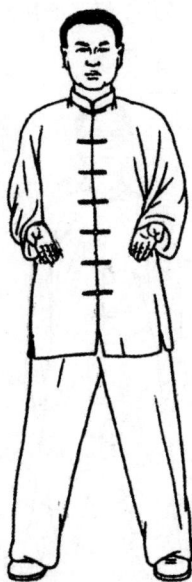

然后两掌从腰间伸出，两臂挺直，一缩一伸。

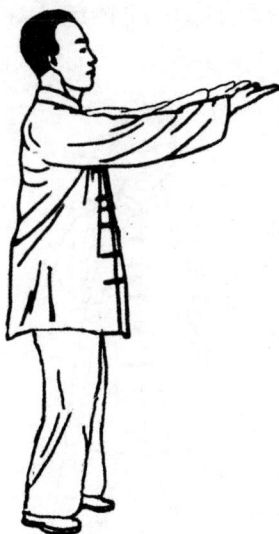

缩时充分吸气，伸时充分呼气，吸气时腹部向里缩，呼气时腹部向外挺（逆式呼吸），自觉膈下（胃肠部）蠕动。如此伸缩36次。

功法 2：

预备式：站立，两脚分开与肩宽，两腿微屈，两臂自然垂于身体两侧，两目微闭，神凝气和。

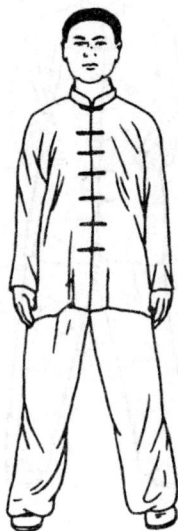

首先两手自身体两侧微曲向中间抄起，在腹前丹田处，两掌心相对，双手十指朝前，缓缓向中央合掌，似挤压水流感。

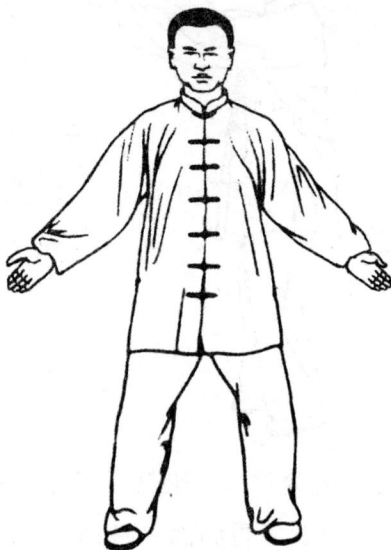

然后，双手向外翻掌至两手背相对，仍十指朝前，缓缓向两边分掌，似拨开水流感，拨双掌至肩宽，如此在腹前开合练习 36 次。

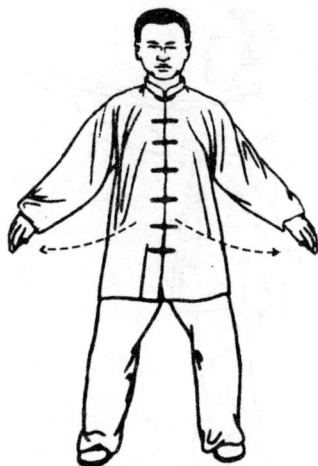

接着以鼻深吸气，吸气时应缓慢均匀，再呼气，呼气时用口发"吹"字音，大吹 36 遍，细吹 9 遍。大吹发吹音时，口呈圆形，略前伸，舌向后缩；细吹时，撮口，上唇高于下唇，腮向内。

功法 3：

预备式：站立，两脚分开与肩宽，两腿微屈，两臂自然垂于身体两侧，两目微闭，神凝气和。

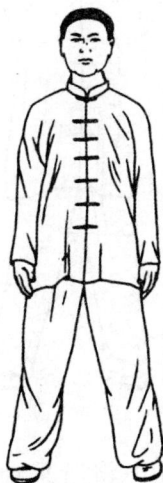

首先两手翻掌，掌心朝上，十指朝前，缓缓向上前伸，仿佛托起大地之气，抬至与肩平。

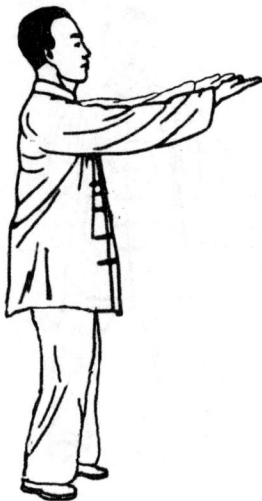

再双臂以肩为轴，向下向后、向上向前立圆旋转 1 周，身体也随之前后晃动。

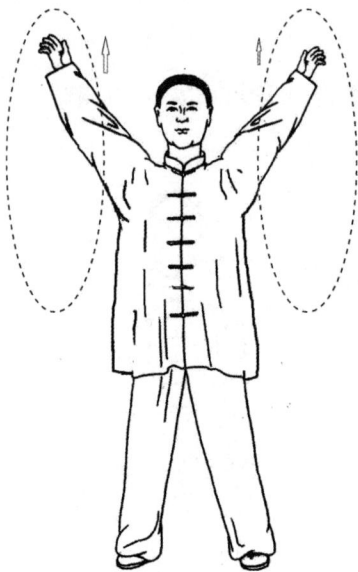

再翻掌，掌心向下，向怀中将所采地之精气缓缓拥至胸前呈抱球

状，同时松肩垂肘，意守双掌劳宫穴遥对下丹田，保持此"抱球式"约 3 分钟。然后双掌缓缓送气入丹田，如此练习 9 次。

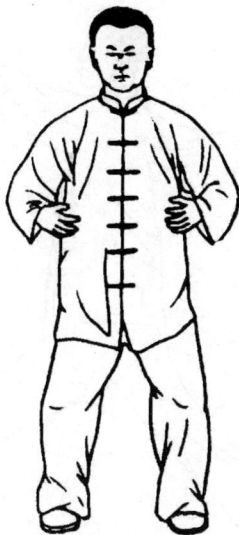

接着两手翻掌，掌心向前，缓缓移掌侧开至身体两侧与肩平。

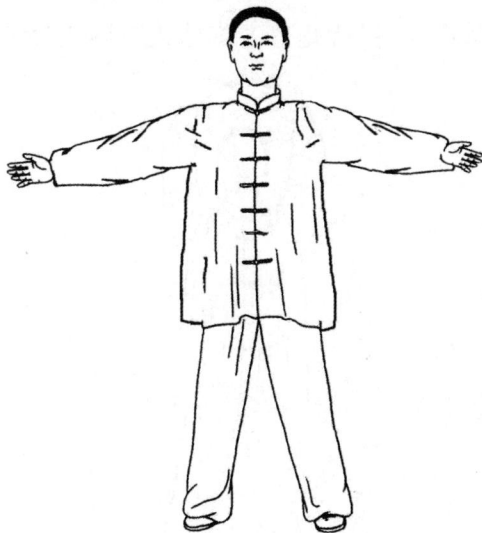

屈右腿身体向右晃动，同时伸左掌至三分之一伸展式，再屈左腿身体向左晃，同时伸右掌至三分之一伸展式；屈右腿身体向右晃动，同时

伸左掌至三分之二伸展式，再屈左腿身体向左晃，同时伸右掌至三分之
二伸展式。如此反复练习9次回预备式。

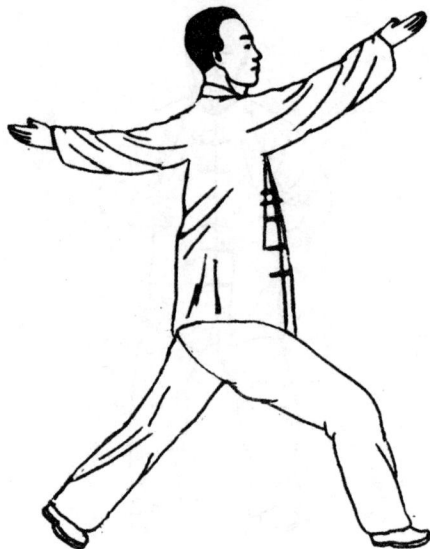

双掌经体侧向上展伸，至头顶处翻掌，掌心向上，双掌在头顶上方
意守，成"上抱球式"。保持此"上抱球式"约3分钟。

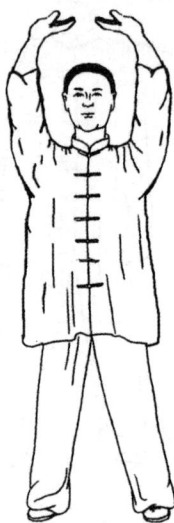

双掌翻掌，在头顶上方重叠，左掌在外，右掌在内（女性反之）

双掌内外劳宫相叠，向百会穴（百会穴在后发际正中上 7 寸，当两耳尖直上，头顶正中）贯所采天之精气，缓缓循任脉经额前、胸前、至腹前丹田处。如此反复练习 9 次。

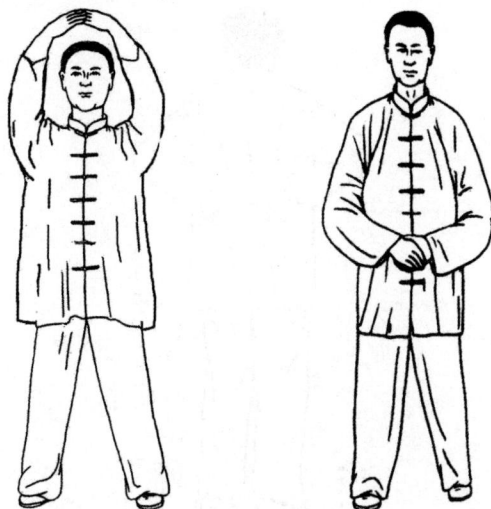

接着双手握拳置于腰后，拇指在内。其余四指在外，以拳心向外，手背上的劳宫穴（属经外奇穴，在手背中央，与内劳宫穴相对）对肾俞穴（足太阳膀胱经之穴位，在脊柱区，第二腰椎棘突下，后正中线旁开 1.5 寸），两脚不动，以腰为轴身体向左右两侧摆动，左右各摆动 36 次。

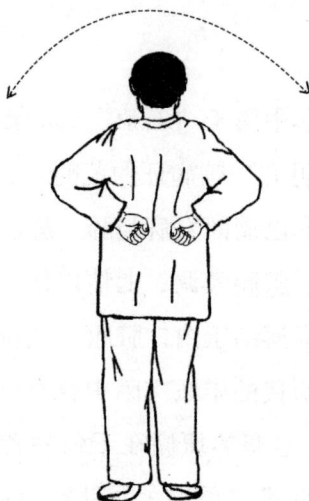

217

接着双手握拳置于腰后，拇指在内，其余四指在外，以拳心向外，手背上的劳宫穴对准肾俞穴，两足跟缓缓抬起，以两足十趾点地，再全身放松，两足以身体重量惯性落下。如此一起一落颠振36次。

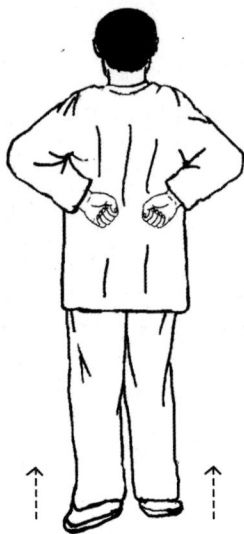

第十七节　恶性淋巴瘤

【概述与症状】

恶性淋巴瘤在中医学中属于"石疽""失荣""痰核""瘰疬""马刀""侠瘿""恶核""阴疽"等病证的范畴。

中医学认为，恶性淋巴瘤的发病与肺、脾、肝、肾关系密切。恶性淋巴瘤形成与禀赋不足、脏腑失调、七情内伤、饮食不节、外感六淫有关。痰、瘀、湿、毒、虚搏结于内，脏腑、气血、阴阳、津液不能正常化生而致此病。在我国历代的中医文献中就有许多关于恶性淋巴瘤的记载。《灵枢·寒热》曰："寒热瘰疬在于颈腋者……此结鼠瘘寒热之毒气也，寻于脉而不去者也。"《灵枢·九针》曰："四时八风之客于经脉之中，而成瘤病。"《景岳全书·积聚》云："凡脾胃不足及虚弱失调之人多有积聚之病，盖脾虚则中焦不足，肾虚则下焦不化，正气不行则邪滞得以居之。"据此认为本病的发生乃脏腑内虚，正气不足；或因外感邪气，或因七情内伤、饮食失宜导致脏腑功能失调。《外科正宗》云："失荣者……因六欲不遂，损伤中气，郁火所凝，坠痰失道，停结而成。"皆阐述了恶性淋巴瘤形成的病因病机。《诸病源候论·石疽候》云："此由寒气客于经络，与血气相搏，血涩结而疽也。其寒毒偏多，则气结聚而皮厚，状如座疖，坚如石，故谓之石疽也。"也提出了恶性淋巴瘤的形成机制及症状表现。

西医学所说恶性淋巴瘤是一种淋巴细胞或组织细胞恶性增殖性疾病。按照肿瘤细胞特征、起病方式、淋巴结外组织器官的累积、病程进展及对治疗反应的不同，将淋巴瘤分为霍奇金淋巴瘤（HD）和非霍奇金淋巴瘤（NHD）两大类。恶性淋巴瘤多发于青壮年，但也可见于任何年龄。近年来，恶性淋巴瘤的发病率有增高趋势。在中国，该病的发病率和死亡率特点是沿海及中部地区高于内地，较发达地区高于不发达地区。恶性淋巴瘤的临床表现为无痛性、进行性淋巴组织增生，多以浅表淋巴结肿大，或（和）深部淋巴结肿大，可伴有肝、脾肿大。晚期有发热、贫血、全身虚弱、恶病质、骨髓及内脏组织广泛浸润等变化。恶性淋巴瘤的病因不清，一般认为可能和基因突变，以及病毒及其他病原体感染、放射线、化学药物、合并自身免疫病等有关。

恶性淋巴瘤临床上多以无痛性的浅表淋巴结肿大为特点，其中尤以颈部淋巴结肿大为多见。其特征是正常结构的淋巴结组织被破坏，代之以形态上不成熟的淋巴球的增殖。恶性淋巴瘤主要源于身上的淋巴结，包括颈部、腋下、腹股沟的淋巴结，以及在身体内部、胸部纵隔腔或腹部主动脉两侧的淋巴结，一直到腹股沟的淋巴结。但它亦可发生于淋巴结以外的淋巴组织，譬如起源于胃肠道、骨头或甲状腺、头颈、鼻咽等淋巴组织的恶性淋巴瘤。

淋巴癌其具体表现如下。

1. 全身症状

恶性淋巴瘤在发现淋巴结肿大前或同时可出现发热（热型多不规则，可呈持续高热，也可间歇低热，少数有周期热）、瘙痒（局灶性的瘙痒发生于病变部淋巴引流的区域，全身瘙痒大多发生于纵隔或腹部有病变的部位）、盗汗及消瘦等全身症状。

2. 免疫、血液系统表现

恶性淋巴瘤诊断时 10%～20% 可有贫血，部分患者可有白细胞、血小板增多，血沉增快，个别患者可有类白血病反应，如中性粒细胞明显增多。乳酸脱氢酶的升高与肿瘤负荷有关。部分患者，尤其晚期患者表现为免疫功能异常。在 B 细胞 NHL 中，部分患者的血清中可以检测到多少不等的单克隆免疫球蛋白。

3. 皮肤病变

恶性淋巴瘤患者可有一系列非特异性的皮肤表现，皮肤损害呈多形性，如红斑、水疱、糜烂等，晚期恶性淋巴瘤患者免疫状况低下，皮肤感染常经久破溃、渗液，形成全身性散在的皮肤增厚、脱屑。

恶性淋巴瘤除了根据临床表现诊断外，还需借助西医学的各项检查。病理学检查是诊断恶性淋巴瘤最重要和最关键的手段，通过形态学观察、免疫表型和分子遗传学分析，可对恶性淋巴瘤进行组织学和遗传学分型。恶性淋巴瘤的诊断和分类必须依据淋巴结或病变处的活组织检查，初次诊断不宜用细针穿刺或针芯穿刺淋巴结或肿块。流式细胞术通过检测恶性淋巴瘤细胞的表面标记来诊断和分型恶性淋巴瘤。还有影像学检查如肺部正侧位 X 线，颈、胸、腹、盆腔 CT 扫描以明确淋巴结大小及部位、脏器病变及结外侵犯情况，MRI 扫描对评价脑脊髓的病变及隐匿的骨髓侵犯最有价值；血常规及血涂片、肝功能、肾功能、骨髓涂片及活检、乳酸脱氢酶（LDH）、乙肝二对半等。应用

DNA 芯片研究恶性淋巴瘤的基因表达谱还能对各种类型淋巴瘤进行基因分型。

【病因与病机】

中医学认为恶性淋巴瘤的发病与外邪侵袭、七情内伤、正气内虚有关。恶性淋巴瘤的病因以正气内虚、脏腑功能失调为本，外感四时不正之气、六淫之邪为诱因。《阴疽治法篇》指出："夫色之不明而散漫者，乃气血两虚也，患之不痛而平塌者，毒痰凝结也。"说明此病发生与脏腑亏损、气血虚弱、阳气衰耗、痰毒凝结、气滞血瘀有密切关系。其演变规律为肺脾气化失调或先天禀赋不足，以致风寒邪毒乘虚侵入，由表入里；或饮食不节，日久损伤脾胃，以致寒凝气滞，水液失于输布，聚湿为痰，寒痰之气凝结，外阻肌肤脉络，内伤脏腑；或因忧思恼怒，日久不解，肝郁血结，化火生痰，痰化热毒痹阻于少阳、阳明之脉络。恶性淋巴瘤初期多见颈侧、腋下等处浅表淋巴结进行性肿大，无痛，质硬，乃为风寒痰毒痹阻脉络之证候，或逐渐见淋巴结融合、粘连等痰毒化火之证候；若邪毒深入脏腑则见咳喘气逆、腹痛、腹部肿块等痰瘀热毒入里，损及肺脾肝胃之证候，或兼见骨痛、肢肿、肌肤结块等邪毒侵犯肌肤、骨骼之证候。

中医关于恶性淋巴瘤的主要病机如下。

1. 寒痰凝滞

脾胃素弱，水湿不化，水聚于内，津液失布，湿停酿痰，气血壅阻，痰瘀互结，久而为瘤。

2. 邪毒郁热

外受风热毒邪，日久化热，伤阴耗气，灼伤脏腑，滞留体内，结为癌瘤。

3. 痰瘀互阻

情志不舒，肝气郁结，肝失疏泄，气机不畅，气滞血瘀，积而成瘤。

4. 脏腑虚损

先天不足，或后天失养，或久病体虚，肝肾阴虚，气血不足，邪毒益甚，痰瘀内阻，发为积瘤。

【辨证与论治】

1. 气郁痰结证

证候：胸闷不舒，胁下作胀，脘腹痞结，颈腋及腹股沟处痰核累累，舌淡红或红，苔淡腻，脉沉弦或弦滑。可见于淋巴结或颈外淋巴组织处肿瘤细胞浸润性肿块，肝脾肿大。

治法：疏肝解郁，化痰散结。

常用药物：霍石斛、夏枯草、僵蚕、香附、当归、柴胡、川芎、穿山甲、红花、姜黄、海藻、猫爪草、瓜蒌、象贝母、山慈菇等。

2. 寒痰凝滞证

证候：颈项耳下淋巴结肿大，不痛不痒，皮色不变，坚硬如石，不伴发热，面色苍白，神疲乏力，脉沉细，苔薄白。多见于Ⅰ期或Ⅱ期的恶性淋巴瘤，无淋巴瘤细胞脏器浸润表现。

治法：温化寒凝，化痰软坚。

常用药物：熟地黄、麻黄、白芥子、肉桂、炮姜、鹿角胶、皂角刺、制南星、夏枯草、山慈菇、黄芪、茯苓、莪术、蛇莓、白花蛇舌草等。

3. 瘀毒血燥证

证候：颈项臃肿日久，腹内积块胀痛，发热不解，口咽干燥，口苦心烦，唇面色黯，舌紫暗红，苔黄腻，脉沉细数。多见于本病Ⅳ期，纵隔淋巴结肿大、腹腔脏器浸润性肿块，脾肿大或骨髓中瘤细胞浸润。

治法：散瘀解毒，养血润燥。

常用药物：生地黄、牡丹皮、白芍、川芎、当归、黄连、紫河车、昆布、芦荟、牛蒡子、天花粉、女贞子、沙参、干蟾皮、蛤粉等。

4. 肝肾阴亏证

证候：五心烦热，午后潮热，腰膝酸软，头晕目眩，舌偏红或干红，苔薄黄腻，脉细弦。多见非霍奇金淋巴瘤晚期腹腔内脏器瘤细胞浸润性肿块，脾脏及深部淋巴结肿大。

治法：滋补肾阴，养肝泻火。

常用药物：鳖甲、生地黄、熟地黄、知母、黄柏、牡丹皮、山萸肉、茯苓、怀山药、麦冬、玄参、柴胡、白芍、丹参、猫爪草等。

5. 气阴两虚证

证候：头晕目眩，神疲乏力，短气懒言，自汗盗汗，口咽干燥，痰核累累，舌红，苔薄白，脉细数。多见本病Ⅲ或Ⅳ期，内脏器官浸润表现。

治法：益气养阴，清热散结。

常用药物：黄芪、党参、鳖甲、生地黄、白芍、天冬、茯苓、黄柏、砂仁、土贝母、玄参、胆南星、蒲公英、补骨脂、望江南等。

【恶性淋巴瘤的西医治疗】

西医对恶性淋巴瘤的治疗，因鉴于恶性淋巴瘤是一组全身性疾病，具有高度异质性，治疗效果差别很大，临床治疗方案应根据病变范围、性质及分期等具体情况决定。霍奇金淋巴瘤和非霍奇金淋巴瘤的治疗原则有所差异。某些类型的淋巴瘤早期可以采取单纯放疗。放疗还可用于化疗后巩固治疗及移植时辅助治疗。淋巴瘤化疗多采用联合化疗，可以结合靶向治疗药物和生物制剂。近年来，淋巴瘤的化疗方案得到了很大改进，很多类型淋巴瘤患者的生存期都延长了。对60岁以下、能耐受大剂量化疗的中高危患者，可考虑进行自体造血干细胞移植。部分复发或骨髓侵犯的年轻患者还可考虑异基因造血干细胞移植。手术治疗仅限于活组织检查或并发症处理；合并脾机能亢进而无禁忌证，有切脾指征者可以切脾，以改善血常规结果，为以后化疗创造有利条件。

【恶性淋巴瘤的个人治疗心得】

1. 中成药：复方苦参注射液、康艾注射液、参茸丸、平消胶囊、艾迪注射液、参芪扶正注射液等。

2. 自拟方一：三棱、莪术、山慈菇、生黄芪、潞党参各 15g，炒白术、玄参、夏枯草、当归各 12g，生牡蛎 30g，象贝母、土鳖虫、生半夏、蜈蚣、胆南星各 10g，广陈皮 10g，炙甘草 6g。以上水煎内服，每日 1 剂，每剂煮两次，早晚各服 1 次。3 个月为一疗程。

3. 自拟方二：西洋参 150g，山蚤虫 100g，蟾衣 50g，生水蛭 50g，共碾为末。每日两次，每次 5g，温开水送下。

另拟取：绞股蓝 20g。黄药子 15g。山慈菇 10g。猫爪草 20g。夏枯草 20g。蛇六谷 10g。水煎服，每日 1 剂，每剂煮两次，早晚各服 1 次。此疗法 3 个月为一疗程。

【恶性淋巴瘤的养生锻炼功法】

功法 1：

预备式：站立，两脚分开与肩宽，两腿微屈，两臂自然垂于身体两侧，两目微闭，神凝气和。

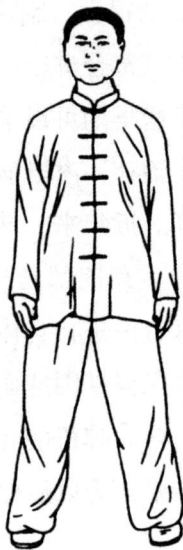

首先向前平舒两臂，掌心向前，指尖向上，两臂挺直，双掌在胸前一推一拉，自觉膈上（胸腔内）荡动，如此推拉36次。

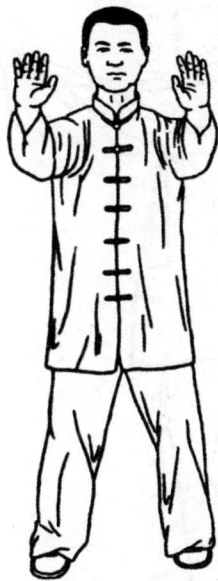

接着两掌收回腰间，手心向上，手指向前伸直。

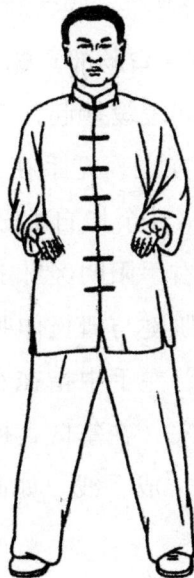

然后，两掌从腰间伸出，两臂挺直，一缩一伸。

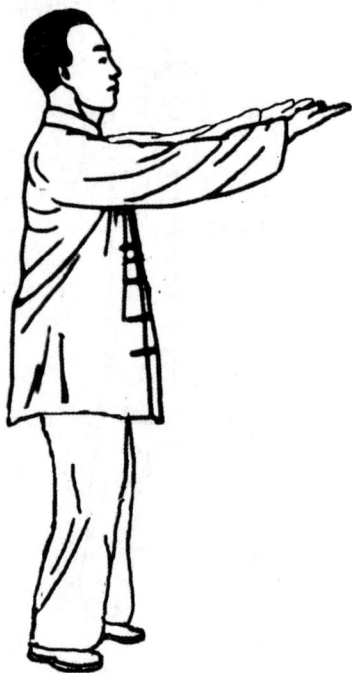

缩时充分吸气，伸时充分呼气，吸气时腹部向里缩，呼气时腹部向外挺（逆式呼吸），自觉膈下（胃肠部）蠕动。如此伸缩 36 次。

最后，两手自两边向中间缓缓抄起，在腹前交叉十字重叠，左手在上，右手在下（女性右手在上，左手在下），将右手拇指第二掌指关节放在脐上（即神阙穴），其余指自然放松，手掌成窝状，但不接触体表，左手拇指自然搭在右手阳明经脉上的阳溪穴（在腕横纹桡侧处，拇指向上翘时，拇短伸肌腱与拇长伸肌腱之间的凹陷中）上，掌心与右手掌背稍有一点距离，左手中指在右掌下成一处支撑点。如此形成三点一线，即双手劳宫穴（在掌区，握拳时中指尖即是）和下丹田（即气海穴，脐下 1.5 寸）成一线。如此意守丹田 10 分钟。

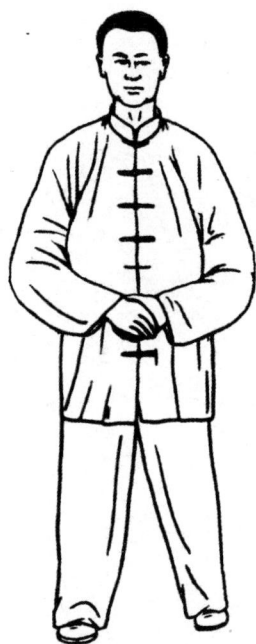

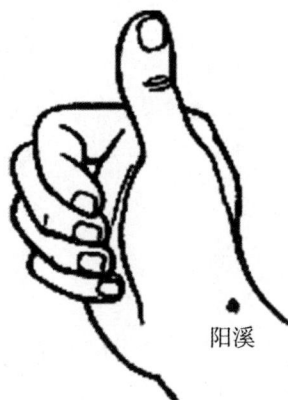

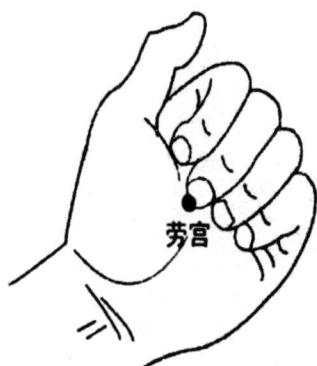

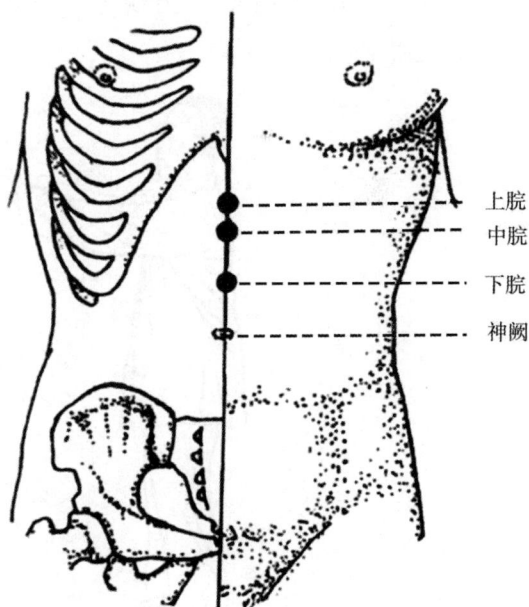

阳溪

上脘
中脘
下脘
神阙

劳宫

功法 2：

预备式：站立，两脚分开与肩宽，两腿微屈，两臂自然垂于身体两

侧，两目微闭，神凝气和。

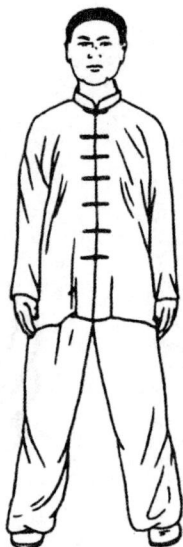

　　两手翻掌，掌心朝上，十指朝前，缓缓向上前伸，仿佛托起大地之气，抬至与肩平。

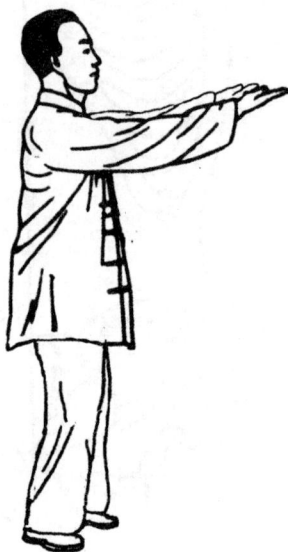

　　再双臂以肩为轴，向下向后、向上向前立圆旋转1周，身体也随之

前后晃动。

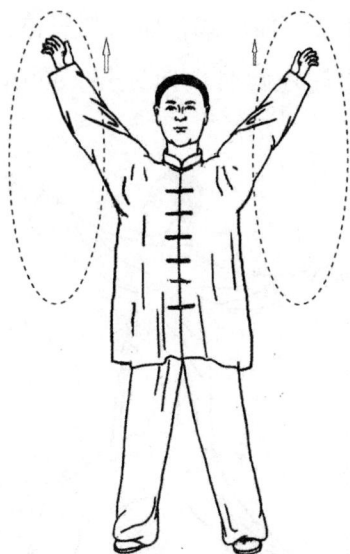

　　再翻掌，掌心向下，向怀中将所采地之精气缓缓拥至胸前呈抱球状，同时松肩垂肘，意守双掌劳宫穴遥对下丹田，保持此"抱球式"约3分钟。然后双掌缓缓送气入丹田，如此练习9次。

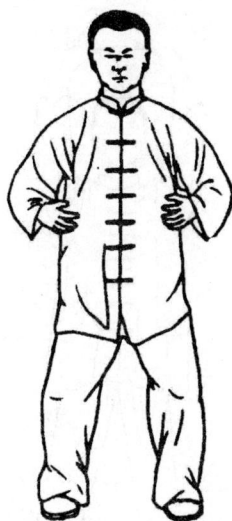

　　接着两手翻掌，掌心向上，缓缓移掌侧开至身体两侧与肩平，屈右

腿身体向右晃动，同时伸左掌至三分之一伸展式，再屈左腿身体向左
晃，同时伸右掌至三分之一伸展式；屈右腿身体向右晃动，同时伸左掌
至三分之二伸展式，再屈左腿身体向左晃，同时伸右掌至三分之二伸
展式。

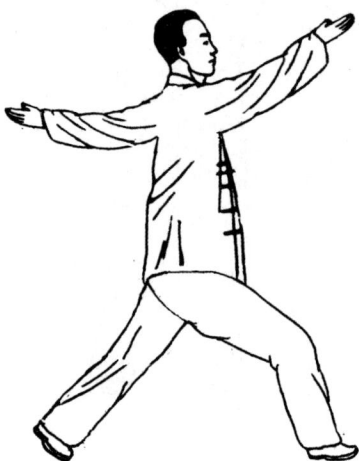

双掌经体侧向上展伸，至头顶处翻掌，掌心向上，双掌在头顶上方
意守，成"上抱球式"。保持此"上抱球式"约3分钟。

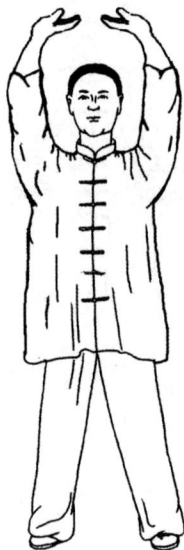

　　再双掌在头顶上方重叠，左掌在外，右掌在内（女性反之）双掌内外劳宫相叠，向百会穴（在后发际正中上 7 寸，当两耳尖直上，头顶正中）贯所采天之精气，缓缓循任脉经额前、胸前至腹前丹田处。如此反复练习 9 次。

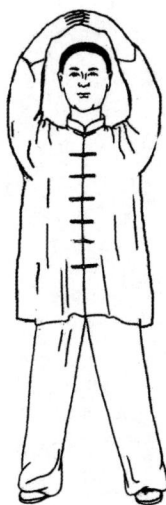

功法 3：

　　预备式：站立，两脚分开与肩宽，两腿微屈，两臂自然垂于身体两侧，两目微闭，神凝气和。

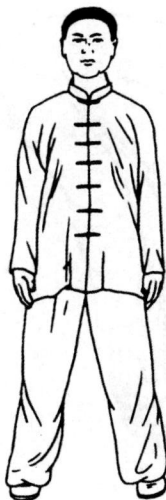

首先将右手掌覆于左手背部，沿左臂外侧向上按摩至肩部，再沿左臂内侧按摩至手掌。反复进行 36 次，至皮肤觉热为佳。接着左手掌覆于有手背部，沿右臂外侧向上按摩至肩部，再沿右臂内侧按摩至手掌。反复进行 36 次，至皮肤觉热为佳。

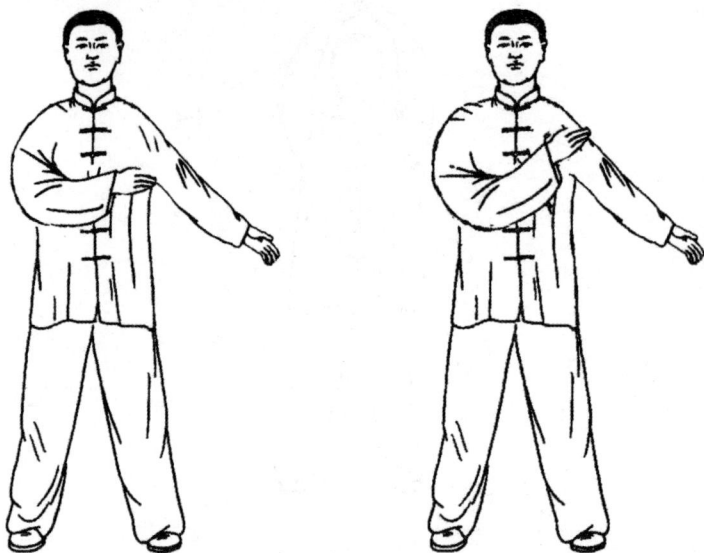

然后弯腰，用双手手掌覆于两脚背部，沿两腿外侧向上按摩至臀部，再沿两腿内侧按摩至脚部。反复进行 36 次，至皮肤觉热为佳。

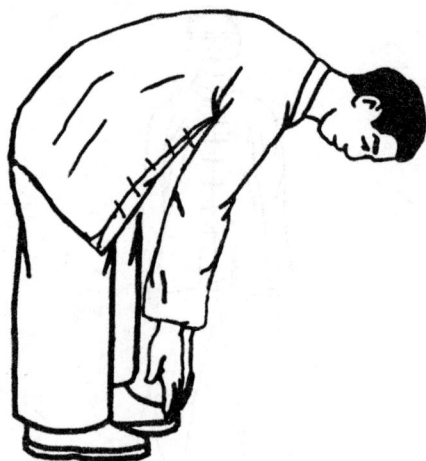

最后，两手自身体两侧向中间抄起，在腹前丹田处，两掌心相对，双手十指朝前，缓缓向中央合掌，似挤压水流感。

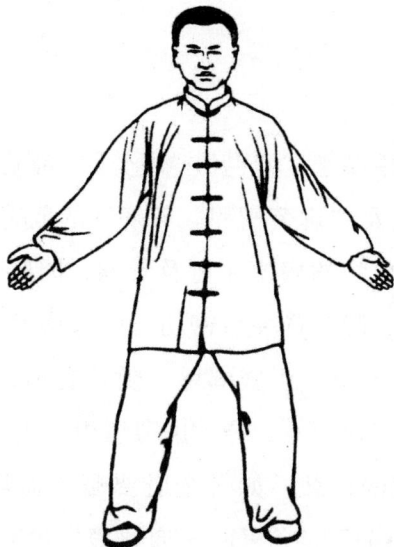

再双手向外翻掌至两手背相对，仍双手十指朝前，缓缓向两边分掌，似拨开水流感，拨双掌至肩宽，如此在腹前开合练习36次。

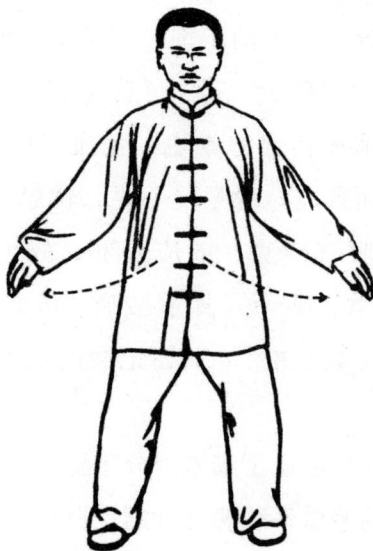

第十八节　白血病

【概述与症状】

白血病在中医学中属于"急劳""虚劳""癥瘕""积聚""痰核""温毒""痰毒肿核"及"虚劳瘤积"等病证的范畴。

中医学认为，白血病的病位在血及骨髓，因肝主藏血，脾主生血，肾主骨生髓，故与肝、脾、肾关系密切。白血病发病是机体正气不足，易受毒邪侵袭，由表入里，正虚邪盛，阴精受损，骨热熏蒸，热伤血脉，迫血妄行或久病气血双亏，导致虚劳瘤积。我国历代的中医文献中就有许多关于白血病的记载，如《金匮要略·血痹虚劳病脉证并治》中描述的"五劳虚极羸瘦"，《素问·通评虚实论》曰"精气夺则虚"。《诸病源候论·温病衄候》曰："由五脏热结所为，心主血，肺主气而开窍于鼻，邪热伤于心，故衄，衄者，血从鼻出也。"又在《诸病源候论·恶核候》中记载："恶核者，是风热毒气，与血气相搏，结成核生颈边，又遇风寒所折，遂不消不溃，名为恶核也。"还有《圣济总录·虚劳门》所提及的"急劳"等。《普济方·虚劳门》云："夫急劳之病，其证与热相似而得之差暴也，盖血气俱盛，积热内干心肺，脏腑壅滞，热毒不除而致之。缘禀受不足，忧思气细，营卫俱虚，心肺壅热，金火相刑，脏气传克，或应外邪，故烦躁体热、颊赤、心忪、头痛、盗汗、咳嗽、咽干、骨节酸痛、萎黄羸瘦，久则肌肤消烁，咯涎唾血者，皆是其候也。"上述记载的证候与白血病的临床特点很相似。

西医学所说白血病是造血干细胞因分化阻滞、凋亡障碍和恶性增殖而引起的一组异质性的造血系统恶性肿瘤。白血病是一种造血组织的恶性肿瘤，俗称"血癌"。其特征为白细胞及其幼稚细胞在骨髓或其他造血组织中无自制能力地弥漫增生，浸润各种组织产生不同的症状。克隆性白血病细胞因为增殖失控、分化障碍、凋亡受阻等机制在骨髓和其他造血组织中大量增殖累积，并浸润其他非造血组织和器官，同时抑制正常造血功能。

白血病按病程缓急、白细胞成熟程度及不同白细胞种类的异常增生进行分类。急性非淋巴细胞白血病（简称急非淋），可分为原粒细胞白血病未分化型、原粒细胞部分未分化型、颗粒增多的早幼粒细胞白血病、粒－单核细胞白血病、单核细胞白血病、红白血病、巨核细胞白血病。急性淋巴细胞白血病（简称急淋），再分为第一型、第二型、第三型。慢性白血病可分为慢性粒细胞白血病（简称慢粒）、慢性淋巴细胞白血病（简称慢淋），也可见粒－单核细胞白血病、单核细胞白血病及红白血病各型。

白血病的发病原因尚不清楚，目前研究认为与病毒因素、化学因素（苯及其衍生物，某些抗肿瘤细胞毒药物，如氮芥、环磷酰胺、丙卡巴肼、VP16、VM26 等都有致白血病作用）、放射因素及遗传因素有关。

近年来根据世界各国的资料统计，白血病的发病率有逐年增高趋势。据报道，我国各地区白血病的发病率在各种肿瘤中占第 6 位。白血病约占癌肿总发病率的 5%，是儿童和青年中最常见的一种恶性肿瘤。我国急性白血病患病率明显高于慢性白血病患病率。

白血病临床表现常见乏力、全身虚弱、贫血、出血、发热及体内器官与组织浸润症状，周围血液白细胞有量与质的变化。具体表现如下。

1. 发热及感染

发热是白血病最常见的症状之一，表现为不同程度的发热和多种热型。发热的主要原因是感染，其中以咽峡炎、口腔炎、肛周感染最常见，肺炎、扁桃体炎、牙龈炎、肛周脓肿等也较多见。感染的病原体以细菌为主，疾病后期由于粒细胞比例长期低于正常水平和广谱抗生素的使用，真菌感染的可能性逐渐增加。

2. 出血及贫血

出血部位可遍及全身，以皮肤、牙龈、鼻腔出血最常见，也可有视网膜、耳内出血和颅内、消化道、呼吸道等内脏大出血。贫血在早期即可出现。患者往往伴有乏力、面色苍白、心悸、气短、下肢水肿等症状。贫血可见于各类型的白血病，老年患者更多见。

3. 骨和关节疼痛

骨和骨膜的白血病浸润引起骨痛，可为肢体或背部弥漫性疼痛，亦可局限于关节痛，常导致行动困难。逾1/3的患者出现胸骨压痛，有助于本病诊断。

4. 肝脾和淋巴结肿大及其他组织和器官浸润

以轻、中度肝脾肿大为多见。白血病浸润可累及肺、胸膜、肾、消化道、心、脑、子宫、卵巢、乳房、腮腺和眼部等各种组织和器官，其中以睾丸浸润较多见。并表现相应脏器的功能障碍。

白血病除了根据临床表现诊断外，还可借助西医学的各项检查。

急性白血病：起病多见急骤，全身虚弱，乏力，面色㿠白，进行性贫血。常见发热，初起低热，感染时高热，伴有畏寒、汗多。肝脾及淋巴结肿大，可以通过外周血象（典型血象显示贫血，红细胞及血红蛋白多呈中至重度减少，血小板减少，并有大小不均、畸形等质的异常）、骨髓分析（显示骨髓增生显著，甚至极度活跃）及细胞组织化学检查，可确诊属何种急性白血病类型。

慢性白血病：起病大多缓慢，早期可以没有任何症状，也可在化验时发现血象异常或体检时发现脾肿大。发病初期可见乏力，低热，多汗或盗汗，消瘦及轻度出血。最突出的阳性体征是脾肿大，也可见肝肿大、胸骨压痛，可以结合外周血象（血液中的白细胞计数增高）和骨髓象（造血组织极度增生，骨髓活检切片可见骨髓组织几乎被血细胞充斥，无脂肪组织）。检查确诊，慢性粒细胞白血病以中幼粒及晚幼粒细胞增多为主，嗜酸和嗜碱粒细胞也增多；多数患者的粒细胞中有费城染色体（ph 染色体），ph 染色体也可存在于幼红细胞和巨核细胞；慢性淋巴细胞白血病成熟淋巴细胞显著增多，幼淋巴细胞很少。

【病因与病机】

中医学认为白血病的病机为本虚，表现以"纯虚"或"本虚标实"为主。近年来，随着研究的不断深入，有学者提出"热毒为本，体虚为标"的观点，认为白血病是从里向外发展的，即从骨髓到血分，再到营分，然后向气分、卫分传变。白血病是因机体正气亏虚，感受毒邪侵袭，由表入里，热伤血脉，迫血妄行而导致的。上溢而见鼻衄、齿衄、咯血呕血；下溢而见便血、尿血、崩漏不止，若溢于肌肤黏膜可见紫癜。由于正虚或受外邪，阴伤血败，营血热炽，高热持久不退。病程稍久，气血更亏，气滞血瘀，脉络阻塞，结于胁下形成瘀块。若毒邪由盛而衰，正气渐复，可得以缓解；若毒邪未尽，则经常反复，邪衰正虚，可导致气血两亏。综上所述，白血病以虚为主，因虚致病，但亦有因病致虚的病机演变，所以有虚有实，虚非纯虚，实非纯实，基本上是以本虚标实之症，以虚为主的一种疾病。

中医关于白血病的主要病机如下。

1. 精气内虚

素体虚弱或长期偏食、早婚、房事不节、多次妊娠等因素致精血失守，损伤肾气，不能主骨生髓移精于脏腑，以致精气内虚，而成虚劳之体。

2. 温毒内伏

温毒之邪，侵犯人体，邪热壅盛，耗气伤血，正邪交争，中肾伤髓，导致耗阴夺精，阴损及阳，最终造成阴阳两竭。

3. 七情所伤

情志太过与不及，均可导致气机不畅、气血失和及阴阳失调，从而造成机体的抗邪能力降低。另外，情志因素作为一种致病因素，对已确诊的白血病患者可能造成二次精神创伤，使病情加剧恶化。

【辨证与论治】

1. 气血两虚证

证候：头晕，面色苍白无华，神疲乏力，动则气促，心悸气短，目眩，耳鸣，唇淡口干，懒言，自汗出，舌淡或淡胖，苔薄，脉细弱。

治法：益气养血，扶正解毒。

常用药物：人参、黄芪、白术、当归、炒枣仁、熟地黄、茯苓、远志、山萸肉、首乌、甘草、生牡蛎、枸杞子、女贞子、阿胶（烊化）等。

2. 气阴两虚证

证候：头晕乏力，午后潮热，或手足心热，盗汗。咽干心烦，失眠多梦，甚则消瘦，腰膝酸软，耳鸣耳聋，遗精滑泄，舌淡红，苔少或光剥，脉细数。

治法：补气养阴，生津祛邪。

常用药物：人参、黄芪、黄精、旱莲草、北沙参、天冬、麦冬、菟丝子、五味子、白花蛇舌草、半枝莲、牡丹皮、石莲子、鹿角胶、青黛等。

3. 毒热炽盛证

证候：起病急骤，壮热口渴，渴喜冷饮，发热不为汗解，鼻衄，吐血，尿血，便血，皮下瘀血，胸骨叩痛，咽喉肿痛，口舌糜烂，小便溲赤，大便干结，苔黄，脉洪大、弦滑而数。

治法：清热凉血，解毒消瘀。

常用药物：西洋参、水牛角、生地黄、玄参、麦冬、生石膏、牡丹皮、栀子、黄连、金银花、连翘、白花蛇舌草、青黛、半枝莲、丹参等。

4. 痰热瘀毒证

证候：胸闷，纳呆，头昏，肢软，发热或不发热，面色苍白，倦怠乏力，皮下可见出血点或瘀斑。重者可见骨痛如刺，面色晦暗，唇暗淡红。舌质暗，边有瘀斑，苔黄腻或白腻，脉弦滑。

治法：清热解毒，活血软坚。

常用药物：桃仁、丹参、当归、川芎、生地黄、白芍、海藻、鳖甲、生牡蛎、浙贝母、夏枯草、五灵脂、蒲黄、海蛤壳、七叶一枝花等。

【白血病的西医治疗】

西医对白血病的治疗，目前主要有化学治疗、放射治疗、靶向治疗、免疫治疗、干细胞移植等几类治疗方法。白血病的治疗通常首先进行联合化疗，即所谓"诱导化疗"，常用 DA（3 + 7）方案。诱导治疗后，如果获得缓解，进一步可以根据预后分层安排继续强化巩固化疗或者进入干细胞移植程序。靶向治疗和诱导凋亡治疗的成功，使全反式维 A 酸（ATRA）联合砷剂治疗可以治愈大多数 M3 患者。ALL（急性淋巴细胞白血病）治疗通常是先进行诱导化疗，成人与儿童常用方案有差异。高危患者有条件可以做干细胞移植。慢性期首选酪氨酸激酶抑制剂（如伊马替尼）治疗。虽然 ALL、AML 中的 M4、M5 等类型常见合并 CNSL，但是不具有特异性，其他类型急性白血病也都可以出现。由于常用药物难以透过血脑屏障，因此这些患者通常需要做腰椎穿刺鞘内注射预防和治疗 CNSL。部分难治性患者可能需要进行全颅脑脊髓放疗。还有干细胞移植，除了少数特殊患者可能会从自体移植中受益，大多数白血病患者需要做异体移植。异体移植目前是各种中高危白血病重要的根治性手段。临床研究还发现，免疫治疗和各种分子靶向治疗是将来治愈白血病的希望，如肿瘤疫苗、细胞治疗、细胞信号通路调节剂等。

【白血病的个人治疗心得】

1. 中成药：消癌平片、贞芪扶正颗粒、健脾益肾颗粒、贞芪扶正胶囊、康艾注射液、参茸丸、平消胶囊、增抗宁胶囊等。

2. 自拟方一：败酱草 30g，青黛、雄黄各 3g（冲），蒲公英 15g，龙葵 20g，半枝莲 20g，白花蛇舌草 20g，炙黄芪 20g，当归 15g，川芎 12g，白芍 15g，丹参 15g，熟地黄 12g，山茱肉 15g，山慈菇 10g，枸杞子 12g，甘草 12g。水煎内服，每日 1 剂，每剂煮两次，早晚各服 1 次。3 个月为一疗程。

3. 自拟方二：雄黄、麝香各 15g，蟾蜍 100g，西洋参 50g，雄黄 30g，珍珠 20g，冰片 10g。上药共研为末，炼蜜为丸，每丸 6g。每日两次，每次 1 丸，温水送服。

【白血病的养生锻炼功法】

功法 1：

预备式：站立，两脚分开与肩宽，两腿微屈，两臂自然垂于身体两侧，两目微闭，神凝气和。

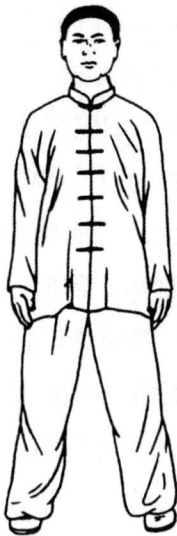

两手翻掌，掌心朝上，十指朝前，缓缓向上前伸，仿佛托起大地之

气，抬至与肩平。

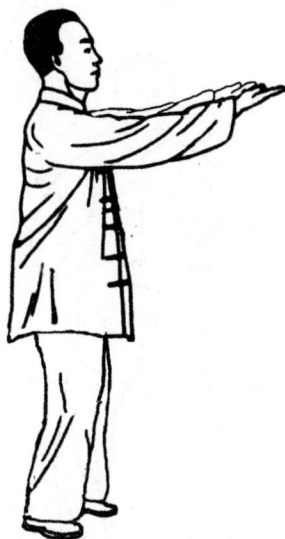

再双臂以肩为轴，向下、向后、向上、向前旋转 1 周，身体也随之前后晃动。

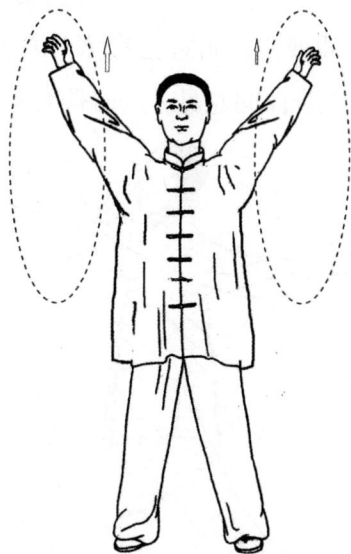

再翻掌，掌心向下，向怀中将所采地之精气缓缓拥至胸前呈抱球

状，同时松肩垂肘，意守双掌劳宫穴遥对下丹田，保持此"抱球式"约3分钟。然后双掌缓缓送气入丹田，如此练习9次。

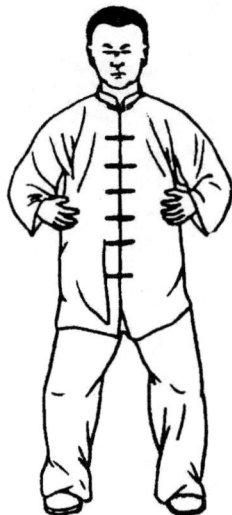

接着两手翻掌，掌心向上，缓缓移掌侧开至身体两侧与肩平，屈右腿身体向右晃动，同时伸左掌至三分之一伸展式，再屈左腿身体向左晃，同时伸右掌至三分之一伸展式；屈右腿身体向右晃动，同时伸左掌至三分之二伸展式，再屈左腿身体向左晃，同时伸右掌至三分之二伸展式。

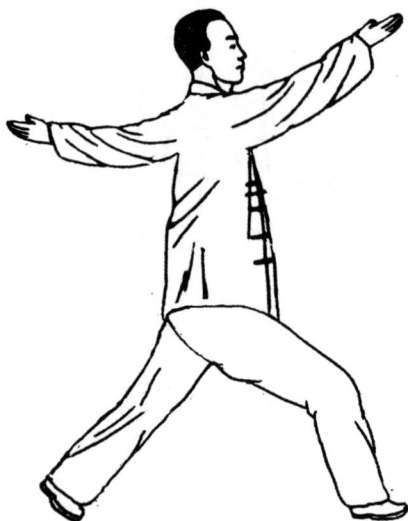

双掌经体侧向上展伸，至头顶处翻掌，掌心向上，双掌在头顶上方意守，成"上抱球式"。保持此"上抱球式"约 3 分钟。

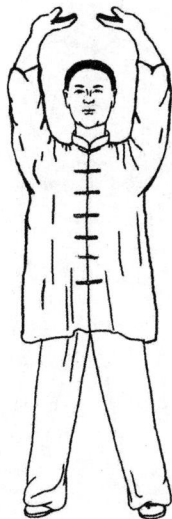

再双掌在头顶上方重叠，左掌在外，右掌在内（女性反之）双掌内外劳宫相叠，向百会穴（在后发际正中上 7 寸，当两耳尖直上，头顶正中）贯所采天之精气，缓缓循任脉经额前、胸前、至腹前丹田处。如此反复练习 9 次。

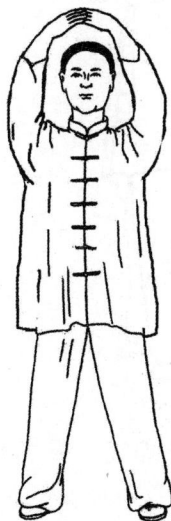

接着两掌收回腰间，手心向上，手指向前伸直。

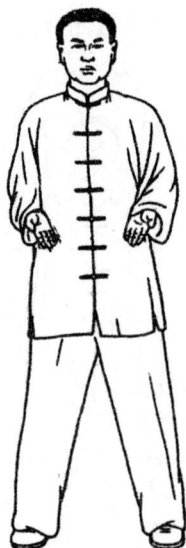

然后，两掌从腰间伸出，两臂挺直，一缩一伸。

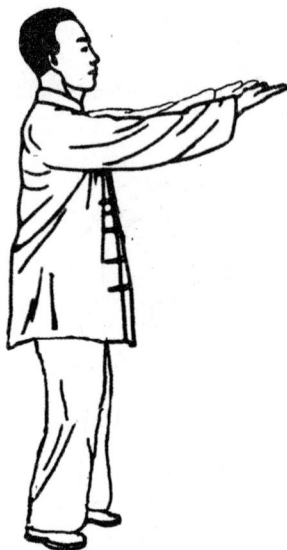

缩时充分吸气，伸时充分呼气，吸气时腹部向里缩，呼气时腹部向外挺（逆式呼吸），自觉膈下（胃肠部）蠕动。如此伸缩 36 次。

功法 2：

预备式：站立，两脚分开与肩宽，两腿微屈，两臂自然垂于身体两侧，两目微闭，神凝气和。

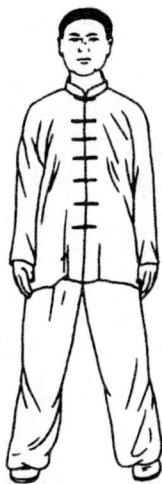

首先两臂伸直先从前向后抡臂轮转 18 圈，再两臂从后向前抡臂轮转 18 圈；重复 1 次，即两臂各抡臂轮转 36 圈。

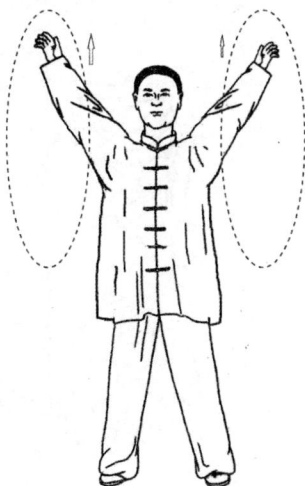

接着两手叉腰，拇指朝后，四指朝前，上身保持正直，微微下蹲，两膝不超过脚尖。左足抬起，以左足脚背轻轻踢打右腿的承山穴（足

太阳膀胱经之穴位，在小腿后面正中，当伸直小腿或足跟上提时，腓肠肌肌腹下出现尖角凹陷处）；再左足落地，右足抬起，以右足脚背轻轻踢打左腿的承山穴。左右足交叉踢打 36 次。

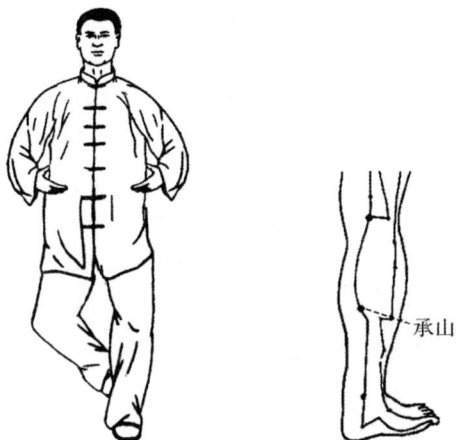

最后以左手压右手，拊于脐上，逆时针旋转，又以右手压左手，拊于脐上，顺时针旋转，各揉摩 36 转，法能促进肠胃蠕动，消积散结。

天枢穴位于肚脐旁两寸，运动天枢可以通六腑，安五脏。

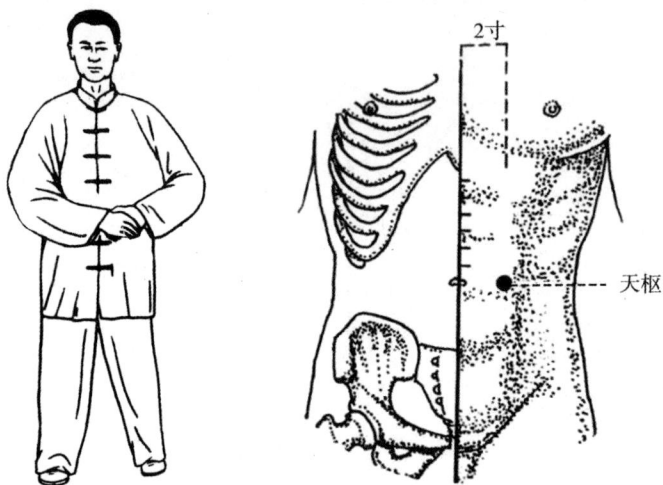

功法 3：

预备式：站立，两脚分开与肩宽，两腿微屈，两臂自然垂于身体两侧，两目微闭，神凝气和。

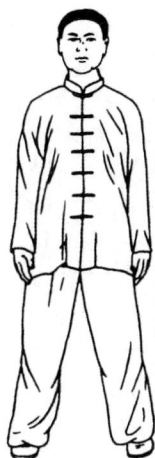

　　首先以腰为轴，身体先向左转（女性先向右转），脚不动，双臂伸直双手交叉贴身向上画圆弧，同时吸气收腹提肛，当两手向上画弧交叉于头顶上时，再左右手分开，掌心向外自下画圆弧，同时呼气，松肛门，少腹外挺，双掌向外向下按，慢慢下落，同时身体逐渐转回预备式。随后身体再向右转，脚不动，双臂伸直、双手交叉贴身向上画圆弧，同时吸气收腹提肛，当两手向上画弧交叉于头顶上时，再左右手分开，掌心向外自下画圆弧，同时呼气，松肛门，少腹外挺，双掌向外向下按，慢慢下落，同时身体逐渐转回预备式。如此左右交叉各练习 18 次。

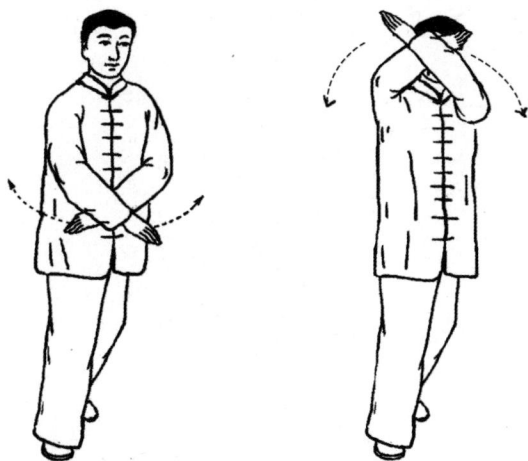

　　接着向前平舒两臂，掌心向前，指尖向上，两臂挺直，双掌在胸前

一推一拉，自觉膈上（胸腔内）荡动，如此推拉 36 次。

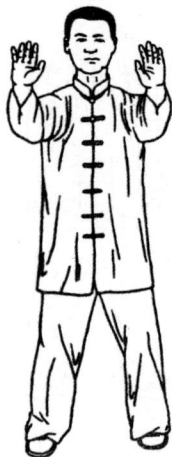

最后，两手自两边向中间缓缓抄起，在腹前交叉十字重叠，左手在上，右手在下（女性右手在上，左手在下），以右手拇指第二掌指关节处放在脐上（即神阙穴），其余指自然放松，手掌成窝状，但不接触体表，左手拇指自然搭在右手阳明经脉上的阳溪穴（在腕横纹桡侧处，拇指向上翘时，拇短伸肌腱与拇长伸肌腱之间的凹陷中）上，掌心与右手掌背稍有一点距离，左手中指在右掌下成一处支撑点。如此形成三点一线，即双手劳宫穴（在掌区，握拳时中指尖即是）和下丹田（即气海穴，脐下 1.5 寸）成一线。如此意守丹田 5 分钟。

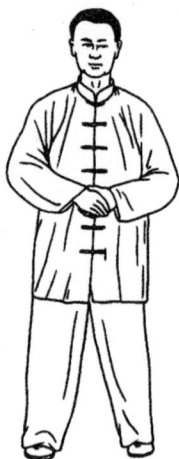